VORTRÄGE UND AUFSÄTZE ÜBER
ENTWICKLUNGSMECHANIK DER ORGANISMEN
HERAUSGEGEBEN VON **WILHELM ROUX**

HEFT XXIII

RESTITUTION UND VERERBUNG

EXPERIMENTELLER, KRITISCHER UND SYNTHETISCHER BEITRAG ZUR FRAGE DES DETERMINATIONSPROBLEMS

VON

PROF. DR. VLADISLAV RŮŽIČKA
VORSTAND DES INSTITUTS FÜR ALLGEM. BIOLOGIE UND EXPERIM. MORPHOLOGIE
DER BÖHM. MEDIZ. FAKULTÄT IN PRAG

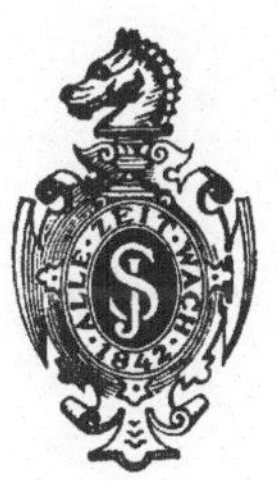

SPRINGER-VERLAG BERLIN HEIDELBERG GMBH
1919

ISBN 978-3-662-01747-0 ISBN 978-3-662-02042-5 (eBook)
DOI 10.1007/978-3-662-02042-5

Softcover reprint of the hardcover 1st edition 1919

»**Wichtiger... scheint es mir, sich bewußt zu werden, daß in allen Lebenseinheiten Kräfte wirksam sind, die wir noch nicht näher kennen, die aber die Teile einer solchen Einheit aneinander binden, und zwar in bestimmter Ordnung und Beziehung.**«
Weismann, Vortr. üb. d. Deszendenztheorie. III. Aufl. 1913. II. S. 30.

Unter Restitutionen versteht man Geschehen, durch welche — gleichgültig auf welche Weise — verloren gegangene oder von der Funktion ausgeschaltete Teile des Organismus wiederhergestellt werden. Es gehören somit zu den Restitutionen die Reparation, Regeneration, Kompensation, Morphollaxis und anderes Ersatzgeschehen. Weil die Ursachen, welche den Verlust oder die Ausschaltung bewirken, dadurch zugleich Störungen, einen atypischen Zustand, herbeiführen, stellt die Wiederherstellung der verlorengegangenen oder ausgeschalteten Teile eine Zurückführung der Störungen zum Typus, d. h. ein Regulationsgeschehen dar.

Die Grunderscheinung der Restitutionen bildet eben diese Rückkehr zur typischen Organisation, und die Frage ihrer Kausalität stellt eine der schwersten Fragen der allgemeinen Biologie vor. Im Beginne nur metaphysisch begriffen, weil der fertige Organismus, welcher durch den gesetzten Defekt unvollkommen geworden ist, in der überwiegenden Mehrzahl der Fälle eben nur das wiederbildet, was zu seinem ideellen Ganzen fehlt, — ist diese Frage erst in neuerer Zeit Gegenstand naturwissenschaftlicher Forschung und Erwägung geworden.

I.

Das geschah, indem man sie mit der Theorie der Vererbung verknüpfte. Dieses Vorgehen ist ganz natürlich. Denn die Restitutionsvorgänge sind großenteils der Entwicklung weitgehend analog, sie

[1]) Die erste Skizze zu den folgenden Erörterungen wurde in »Revue« 1916 (böhm.) publiziert. Das vorliegende Manuskript stammt aus demselben Jahre.

geschehen zum Teil (wie z. B. bei der Regeneration) durch Wachstum und Differenzierung, zum Teil zwar durch bloße Umlagerung (wie bei der Morphollaxis u. a.), in der überwiegenden Mehrzahl der Fälle jedoch so, daß der Erfolg dieser Gestaltungsvorgänge ebenso typisch ist wie in der Ontogenese. Zuerst geschah dies 1881 durch W. Roux, indem er die Regeneration von einem »Rest wirklich embryonalen Stoffes« in den Zellen des entwickelten Individuums ableitete (1881, S. 178). Eingehender tat dies dann:

A. Weismann.

Für die Weismannsche Vererbungstheorie besitzen die Restitutionsvorgänge eine besonders wichtige Bedeutung. Dieser Theorie gemäß stammt die Organisationsmannigfaltigkeit des fertigen Organismus von der komplizierten Struktur des Keimplasmas her. Die einzelnen Merkmale werden nämlich jedes für sich durch eine besondere Determinante bestimmt. Die Determinanten, deren Gesamtbetrag das Keimplasma bildet, werden durch erbungleiche Zellteilung auf diejenigen Stellen gebracht, auf welchen sie ihre Wirkung eben entfalten sollen.

Indem wir diese Konzeption zur Anwendung bringen, werden wir in der Tat in den Stand versetzt, die ontogenetische Entwicklung zu begreifen und anzuerkennen, warum sich ein bestimmtes Merkmal des Organismus in bestimmter Zeit an einem bestimmten Orte ausbildet.

Wie verhält sich das aber nun bei der Restitution? Das Resultat des Restitutionsvorganges ist demjenigen der Ontogenese analog: Wird dem Triton ein Fuß entfernt, so wird eben dieser Fuß restituiert. Das geschieht jedoch schon in einem entwickelten, fertigen Organismus und die Restitution geht von Stellen aus, an welchen sich in bestimmter Richtung und in bestimmtem Grad differenzierte Zellen befinden. Es geht also der Vorgang, dessen Resultat mit demjenigen der Ontogenese analog ist, vom Soma aus, obschon die Ontogenese durch das Keimplasma ursächlich bestimmt wird. Allein das Keimplasma besitzt Kontinuität. Das Soma, das sich durch Entwicklung von ihm abzweigt, wird zwar vom Keimplasma gebildet, nimmt aber das letztere nicht auf und lebt unabhängig vom Keimplasma, so daß nach den Vorstellungen

Weismanns keinerlei vom Soma ausgehender Einfluß überhaupt imstande ist das Keimplasma zu treffen.

Wir stehen somit vor einem schweren Rätsel. Weismann hat dasselbe in der folgenden Weise gelöst: Geht von differenzierten Zellen ein mit der Entwicklung analoges Geschehen aus, so müssen diese Zellen trotz ihrer somatischen Differenzierung neben ihren somatischen Determinanten noch ein Idioplasma »in gebundenem, inaktivem Zustand, das erst durch Einwirkung gewisser äußerer oder innerer Einflüsse aktiviert wird«, also ein Neben-, Reserveidioplasma enthalten, bestehend aus den zur Bildung des Fehlenden, das restituiert werden soll, notwendigen Reservedeterminanten, somit ein partielles Idioplasma.

Bloß bei den Pflanzen ist das Reserveidioplasma zugleich Vollerbsubstanz, doch ist die Regeneration der Pflanzen keine eigentliche Regeneration, sondern vielmehr Sprossung, Entwicklung selbst. Bei den Tieren müssen die restituierenden Zellen Determinanten für wenigstens zwei Keimblätter enthalten. Die einer Restitution nicht fähigen Teile des Soma unterscheiden sich von den restitutionsfähigen dadurch, daß sie die Reservedeterminanten, mit welchen die letzteren ausgestattet sind, nicht enthalten.

Wie sind sie nun dahin gelangt? Die Determinanten werden nicht neu gebildet, ein Jeder erhält seinen Determinantenschatz von seinen Eltern und Aszendenten. Da die Regenerationsfähigkeit erblich und variabel ist, so müssen auch die Reservedeterminanten dem befruchteten Ei entstammen; sie befinden sich bereits unter den Determinanten des Keimplasmas und werden durch Zellteilungen mit den übrigen (ontogenetischen) Determinanten vorwärts geschoben, bis sie in diejenigen Zellen gelangen, in welchen sie auf die auslösenden Reize reagieren sollen. Sie entstehen durch Germinalselektion in der Weise, daß einzelne Determinanten schneller wachsen, eventuell verdoppelt werden, wodurch überschüssige Determinanten entstehen, die bei der ontogenetischen Entwicklung keine Verwendung finden und die also im inaktiven Zustande besonders in den jüngeren Zellen restitutionsfähiger Organe liegen bleiben; es soll jedoch denkbar sein, daß sie durch Einfluß der Selektion allmählich selbst in die älteren, früher in der Ontogenese auftretenden Zellen gelangen.

Die Frage, in welcher Form das Reserveidioplasma in den somatischen Zellen zugegen ist, erscheint Weismann unlösbar. Die Restitution geschieht durch Wachstum und Differenzierung, beides auf Grund der Zellteilung, bei welcher dem Zellkerne die Hauptrolle zufällt. Der Kern ist das »erste für uns nachweisbare Organ für die Regeneration« (Vortr. üb. Deszendenzth. II, S. 27), ist »die Quelle aller Regenerationskraft«. Die Determinanten sind Teile des Kernes, von welchen ein jeder in Beziehung steht zu den Teilen, die er bilden soll, so daß jeder dieser Teile des restituierten Organismus durch den betreffenden Teil des Kernplasmas »in seiner Existenz wie in seiner Natur bestimmt ist, also auch ohne ihre Mitwirkung nicht gebildet werden könnte«.

Wie die Reservedeterminanten die Restitution herbeiführen, kann nach Weismann nicht gesagt werden. Weiter zu gehen, würde seiner Meinung nach so viel heißen, als das Leben selbst kausal zu erklären, was bis jetzt niemandem möglich sei. »Durch unbekannte Kräfte« gelangen die Determinanten an den richtigen Ort und »durch sie geordnet, unbekannt wie« bilden sie das Fehlende.

Ihre Wirksamkeit wird durch verschiedene innere Einflüsse ausgelöst, die von denjenigen Teilen des Organismus ausgehen, welche durch die den Verlust oder die Ausschaltung des zu restituierenden Teiles verursachenden Faktoren nicht berührt worden sind. (Als Beispiel auslösender Reize führt Weismann Korrelationen, innere Sekretion, jedoch auch die äußere, den Defekt bewirkende Verletzung, Heliotropismus u. a. an).

Zu bemerken wäre noch, daß Weismann die Restitutionsfähigkeit für keine primäre Eigenschaft der lebenden Substanz hielt, sondern behauptete, daß sie durch Anpassung an die Verletzbarkeit entstanden sei; deshalb sei sie bei verschiedenen Arten von Organismen und bei verschiedenen Körperteilen verschieden groß, zugegen oder abwesend. Die Fähigkeit, verlorengegangene Teile zu regenerieren, ist eine vorteilhafte Eigenschaft im Kampfe um das Leben. Infolgedessen haben sich diejenigen Individuen, welche sie durch zufällige Variation erworben haben, im Gegensatze zu solchen, welche sie nicht besaßen und daher der natürlichen Auswahl unterlegen sind, am Leben erhalten. Die Selektion hat die Auswahl der Reservedeterminanten bewirkt, daher ist die Restitutionsfähigkeit, ihr Ausmaß, ihre Lokalisation und Qualität erblich.

Weismanns kausale Erklärung der Restitution findet auch heute noch in verschiedener Wandlung Platz in den Restitutionstheorien, welche auf der Basis mechanistischer Deutung stehen, obwohl sie vielen in neuerer Zeit erworbenen Erkenntnissen der Entwicklungsmechanik widerspricht. Es sei freilich hervorgehoben, daß Weismann sich einzelner Mängel seiner Lehre bewußt war. Sagt er ja doch: »Niemand kann sich darüber klarer sein als ich selbst, daß dies keine erschöpfende kausale Erklärung des Vorganges selbst ist, dennoch ist auch sie nicht ganz wertlos, insofern sie uns doch wenigstens erlaubt, das Tatsächliche — hier also die Abhängigkeit des Regenerationsvermögens von der Anwesenheit der Kernsubstanz — in eine Formel zu bringen, mit der man vorläufig operieren, d. h. mit der man neue Fragen stellen kann.« (Vorles. üb. Deszendenzth. II, S. 3).

In der Tat kann aber schon jetzt gesagt werden, daß die Hypothese Weismanns keine wirkliche kausale Erklärung bietet. Sie besitzt eine verhängnisvolle Ähnlichkeit mit jenem berüchtigten Koffer, welchem man stets nur das zu entnehmen vermag, was man vorher hineingelegt hat, mit welchem Delage die Restitutionstheorien verglichen hat. Denn Weismann hat in die restitutionsfähigen Zellen bzw. in ihre Kerne ein, wenn auch nur rudimentäres Keimplasma verlegt, ihre Restitution war ihm daher leicht begreiflich.

Weismanns Restitutionshypothese nimmt sich wie ein stilloser Anbau des mächtigen Domes seiner Vererbungstheorie aus, welcher denselben nur verunstaltet, weil er mit ihm nicht harmonisch verbunden ist. Obschon er scheinbar im Einklange steht mit der Determinantentheorie, so leidet er doch an einem inneren Widerspruch zu der grundsätzlichen Entzweispaltung des Organismus in das Soma und das Keimplasma — zwei unabhängige, durch Personalunion verbundene Reiche—, auf welcher die ganze Theorie Weismanns beruht. Diese Theorie leidet also hauptsächlich an dem Mangel, daß sie nicht fähig ist, sowohl die Ontogenese als auch die Restitution aus ihren eigenen — rein präformistischen (evolutionistischen) — Prinzipien einheitlich zu erklären.

Einen Versuch zu einer solchen Vereinheitlichung unternahm später O. Hertwig.

W. Roux.

Der regulatorische Charakter der Restitutionsvorgänge, welcher es mit sich bringt, daß der Ersatz in der Regel nur so viel und nur dasjenige beträgt, was der Verlust ausmacht, war so auffällig und schien allen maschinenmäßigen mechanistischen Deutungen so sehr zuwider zu laufen, daß man aus der Schwierigkeit des Problems den Schluß zu ziehen begann, daß es sich dabei um ein ganz besonderes, eigenartiges, wesentlich abweichendes Geschehen handelt, welches außermechanischen Prinzipien folgt.

Roux hielt es deshalb für seine erste Aufgabe, zu zeigen, daß eine mechanistische Auffassung der Restitutionsvorgänge doch prinzipiell möglich ist. Er hat seine schon in der Schrift über den Kampf der Teile (1881) angedeutete Erklärung der Regeneration von in den Zellen des Körpers angenommener, wirklich embryonaler Substanz (Reserveidioplasma) 1893 weiter gebildet und gezeigt, daß bei dieser Annahme die Regeneration und Postgeneration nicht mehr wie bisher das metaphysische Problem darstellen, wie aus einem nicht mehr vorhandenen Ganzen das ideelle Ganze wieder hergestellt wird, sondern nur noch das »mechanistische« Problem, wie unter Wirkung des unentwickelten potentiellen Ganzen das defekte entwickelte Ganze wieder hergestellt wird (1893b, S. 291—302, 1893b, S. 662—670 oder Ges. Abh. II, S. 830—842, 903—915, sowie 1905, 1912). Er erkennt nach Weismann die Kontinuität des Keimplasmas an, doch ist dazu also nicht immer eine vollkommene Entzweispaltung des Organismus in einen noch somatischen expliziten und einen keimplasmatischen Teil notwendig, sondern es kann die Kontinuität durch das der Regeneration und anderen gestaltlichen Regulationen dienende, in den somatischen Zellen enthaltene somatische Keimplasma besorgt werden. Dieses somatische Keimplasma (Reserve- oder Regenerationsidioplasson) ist nach ihm in den Kernen der betreffenden Zellen enthalten. Teile mit unvollkommener Regenerationsfähigkeit enthalten statt Vollkeimplasma nur partielles Keimplasma. Roux gibt jedoch zu, daß auch verschiedene Hindernisse oder ungenügende Reize die Manifestation der Regenerationsfähigkeit verhindern können.

Das Wegfallen der Wirkung der physiologischen Umgebung, der Einfluß des gestörten Somas regt die Beziehung zu dem somatischen Keimplasma an und bewirkt die Aktivierung seiner Potenzen; dieselben Einflüsse, welche die Gestaltung des mehr oder weniger fertigen Individuums alterieren, alterieren auch das somatische Keimplasma. Das solchermaßen abgeänderte Reserveidioplasson wirkt auch in »irgendwelcher« Weise, welche aus der Art der früheren gegenseitigen gestaltenden Beziehungen des Entfernten und des Zurückgebliebenen hervorgeht, auf die weitere Gestaltung. Wie das Reserveidioplasson wirkt, erfahren wir wiederum nicht. Roux hat zwar die hierbei wirkenden Ursachen analysiert und sie gleich den Ursachen der typischen Gestaltungen in die determinierenden Faktoren, welche die Art, Qualität des Gestaltungsgeschehens bestimmen, deren Summe das Keimplasma bildet — und in die realisierenden, ausführenden Faktoren, welche nötig sind zur Ausführung des durch die Determinationsfaktoren bestimmten, geteilt. Die ersteren entsprechen den jetzigen Genen, Determinanten, die letzteren den Reizen und den Bau- und Betriebsmaterialien. Welche Ursachen aber im speziellen Falle die Restitution bestimmen, welche Faktoren des somatischen Keimplasmas die Realisationsfaktoren »aktivieren«, wie diese Faktoren bei der Restitution wirken, läßt Roux ungelöst. Er gibt sich mit einer allgemeinen Lösung rein logischen Charakters zufrieden, weist 1905, 1913 auf noch »rätselhafte gestaltende Korrelationen zwischen dem Entwickelten und den noch impliziten Bestandteilen« hin, welche bestimmen, daß im Gegensatz zur typischen Entwicklung, die vielfach als »Selbstdifferenzierung bestimmter Teile« auftritt, durch abhängige Differenzierung nur das eben Fehlende entwickelt wird. Roux betont (1893), daß in seiner Lehre von der »abhängigen Differenzierung« schon enthalten ist, daß es bei dieser Art der Differenzierung durch die Lage der Zellen zu anderen Zellen bestimmt werden kann, was aus jeder wird, daß der Lage keine »mystische« Wirkung zukommt, wie sie von anderer Seite als eine besondere Wirkungsweise angenommen worden ist (1893a, S. 624, 663, 1895 II, S. 891, 905). Entwickelt sich aber etwas Abnormes, so war die Beziehung des Soma zu dem Reserveidioplasson fehlerhaft. Aber diese gestaltende, regulatorische Wirkung des Ganzen auf den sich entwickelnden Teil ist Roux bestrebt, mechanistisch zu erfassen. Er führt aus, daß die Art der Störung selbst die besonderen Bedingungen des Restitutionsvorganges im speziellen Falle schafft, somit auch die Art der Regulation bestimmt. Roux hat bereits 1881 die Selbstregulation in der Ausübung aller Erhaltungs- und Gestaltungsfunktionen als ein universelles charakteristisches und unbedingt nötiges Vermögen der Lebewesen erkannt und aufgestellt. Dasselbe ist nach ihm eine schon von den Protisten her gezüchtete Eigenschaft der lebenden Substanz, die sich in den Leistungen der Elementarfunktionen betätigt und bekundet (1881, S. 226—235; 1895, S. 405—415, 420; 1912). Diese Tätigkeit wird nach ihm für die »Erhaltungsfunktionen« vorzugsweise vom Protoplasma, für die »Gestaltungsfunktionen« vorzugsweise vom Keimplasma des Zellkerns bewirkt und vollbringt außer Restitution auch Anpassungen an Änderung der Außenbedingungen und dient zugleich etwas als Schutz gegen solche Änderung, wodurch die »Dauerfähigkeit der Organismen im Stoffwechsel« usw. erhöht wird. Sie ergibt sich schon aus der Tatsache der jahrhunderte, jahrtausende langen Erhaltung der Arten unter wechselnden äußeren Bedingungen und beruht auf dem auch der funktionellen Anpassung gemeinsamen Prinzip der »Überkompensation im Ersatze des Verbrauchten und auf Selbsterzeugung der zur Selbstregulation führenden besonderen Bedingungen eines jeden einzelnen Falles durch die besonderen Verhältnisse, welche in diesem Falle durch die Störung selber hervorgebracht worden sind« (1912, Entw.-Mech., S. 85). Diese Fähigkeit wurde nun rein mechanistisch durch die erhaltende Auswahl gezüchtet, genau so wie dies auch Weismann behauptet hat.

Von Roux stammen (1885) die modernen exakten Definitionen der alten Begriffe Evolution und Epigenesis, die seitdem die Grundlage der vielen Diskussionen über diese Probleme bilden. Er zeigte, daß die von C. Fr. Wolff sicher erwiesene Produktion der sichtbaren Mannigfaltigkeit der Formen des sich entwickelnden Lebewesens aus dem »sichtbar« einfachen Ei und den sichtbar einfachen Keimblättern die dieser Forscher Epigenesis benannte, in Wirklichkeit Umwandlung präformierter, aber unsichtbarer Mannigfaltigkeit in sichtbare, also im Gegenteil eine Art der Evolution (Neoevolution Roux') zu sein braucht, und daß man unter wahrer Epigenesis (Neoepigenesis Roux') besser nur die wirkliche Vermehrung der »sichtbaren und unsichtbaren« Mannigfaltigkeit verstehen soll. Nach Roux' Auffassung ist die Entwicklung des Individuums aus dem Ei Kombination von Neoevolution und Neoepigenesis (1885, S. 414, 1895 II, S. 5, 1905, 1912, 1913).

Roux war später bestrebt die evolutionistischen Ansichten Weismanns zu einer mechanistischen kombiniert evolutionistisch-epigenetistischen Theorie zu erweitern. Er arbeitet mit denselben mechanistischen Hilfsmitteln wie Weismann; die Selektion und das Reservekeimplasma bilden das Arsenal der beiden Forscher. Aber Roux erkennt, wie später auch O. Hertwig, an, daß dieses Reservekeimplasma zugleich Vollkeimplasma ist, daß es also das typische Ganze in noch unentwickeltem Zustande vorstellt, aus welchem sich das defekte entwickelte Ganze restituiert, wodurch er im allgemeinen zeigt, daß eine mechanistische Lösung der Restitutionen »prinzipiell« möglich ist. Gleichzeitig hat er freilich anerkannt, daß die Rolle des sogenannten »zwecktätig arbeitenden« Restitutionsfaktors dem Reize zufallen muß. In Roux' Theorie der Restitutionen spielt also ebenso wie bei Weismann die Vererbung als determinierender Faktor die Hauptrolle, aber der Reiz ist ein unbedingt notwendiger Realisationsfaktor. Die Präformation und Epigenese halten sich in der Theorie Roux' Gleichgewicht. Den Reiz idendifiziert Roux mit der Störung; die Art der Störung bestimmt seiner Meinung nach zugleich von selber die Art der Regulation, die Ursache entspricht dem Effekte, und daher ist auch die sogenannte Zweckmäßigkeit der Restitutionsvorgänge nach Roux mechanistisch begreiflich; er faßt die letzteren als morphologische Selbstregulationen, und zwar von nur beschränkter Leistungsfähigkeit auf, die einzig und allein »kausal« vermittelt werden. Über die Art der anzunehmenden Korrelationen äußerte er sich (1913, S. 66) ausführlicher. Doch blieb diese philosophische Ableitung, obzwar ihre Unumgänglichkeit für die mechanistische Deutung offensichtlich ist, bis jetzt eine Hypothese, für welche durch naturwissenschaftliche Untersuchungen noch keine konkreten Belege herbeigeschafft wurden. — Roux selbst erwartet dieselben von der Zukunft. Es konnte daher nicht ausbleiben, daß sie Gegenstand von Kontroversen wurde.

O. Hertwig.

Das befruchtete Ei ist seiner Meinung nach ein historischer Organismus, der sich während der Entwicklung in zahlreiche gleichartige Zellen teilt. Alle diese Zellen, alle aus ihnen entstandenen Entwicklungsstadien wirken gegenseitig aufeinander, so daß die Ursache der Bildung des folgenden Stadiums stets in dem vorausgegangenen Stadium unter gleichzeitiger Wirkung der äußeren Faktoren enthalten ist. Weil bei der Befruchtung die Kerne der Gameten verschmelzen, beide Gameten in bezug auf die Vererbung gleichwertig sind, was morphologisch nur durch das Verhalten der Kerne (welche die gleiche Anzahl von Chromosomen aufweisen) belegt wird, sind die Kerne Träger der Vererbung, d. h. sie enthalten das Keimplasma (Idioplasma). Die Kerne übergeben dasselbe durch stets erbgleiche Teilung allen Zellen des Organismus, es muß daher geschlossen werden, daß alle Zellen des Organismus ohne Unterschied, also auch die Geschlechts- und Somazellen, den gleichen Betrag des Keimplasmas enthalten.

Das Ei ist eine Artzelle, desgleichen sind auch alle somatischen Zellen Artzellen, die zwischen den beiden und zwischen den verschiedenen somatischen Zellen bestehenden Differenzen werden durch die verschiedenen Reize bewirkt, welchen sie im Laufe der Entwicklung des Organismus ausgesetzt sind.

O. Hertwig braucht sich also, um die Restitutionsfähigkeit zu erklären, nicht auf die besondere Zusammensetzung der restituierenden Teile zu berufen, braucht nicht zu forschen, in welcher Form das Keimplasma in ihnen enthalten ist; das Restitutionsgeschehen ist seiner Meinung nach epigenetisch, ähnlich wie die ontogenetische Entwicklung in seiner Auffassung und die Art der Restitution wird durch äußere Faktoren bestimmt. Das Ei unterscheidet sich vom Regenerationskegel dadurch, daß es das Ganze entwickelt, während dieser nur einen Teil des Organismus hervorbringt. Dieser Unterschied wird dadurch verursacht, daß sich das Ei vom mütterlichen Organismus ablöst und ohne seine Mitwirkung entwickelt, während der Regenerationskegel mit ihm verbunden bleibt. Daß also regelmäßig nur das entwickelt wird, was dem Organismus eben fehlt, wird durch die Beziehung des regenerierenden Ortes zum Ganzen bestimmt. Nach Hertwig ist somit die Restitution den korrelativen Erscheinungen beizurechnen, sie ist eine Wachstumskorrelation. Auf die Frage, wie das Ganze eigentlich bei diesem Vorgange wirke, antwortet Hertwig mit dem Hinweise auf die mechanischen und chemischen Beziehungen der unmittelbaren Nachbarschaft des Restitutionsortes und die Korrelationen der entfernteren Teile. Eine ausführlichere Begründung gibt Hertwig nicht, insbesondere bleibt er spezielle Belege schuldig. Diese generelle Behandlung des für die Gesamtauffassung der Restitutions- und Regulationsvorgänge überhaupt wichtigsten Momentes entschuldigt Hertwig, welcher offensichtlich eine mechanistische Erklärung anstrebt, aber dabei auf schwere Hindernisse stößt, indem er sich des Unbefriedigenden seiner Deutung bewußt ist, durch den Hinweis, daß die Wirkung des Ganzen auf den restituierenden Teil in den Einzelheiten der »kausalen Analyse sehr große Schwierigkeiten bereitet« (Allg. Biol., S. 612), »sich einer genauen Analyse und Erkenntnis entzieht« (Allg. Biol., S. 611).

Hertwig, welcher sich, den Begriff des Keimplasmas für sämtliche Zellen des Organismus wahrend, so weit von Weismanns Ideen entfernt hat, harmoniert mit ihm in diesem Punkte merkwürdig. Auch er ist der Meinung, daß der Versuch einer tieferen Durchdringung des Restitutionsgeschehens eigentlich die Lösung des Lebensproblems bedeutet. »Die Erklärung der Lebensprozesse führt überall schließlich auf dieselben Schwierigkeiten, und es ist im Grunde genommen nur eine aus Gewöhnung entsprungene Einbildung, wenn wir glauben, andere Lebensvorgänge besser zu verstehen« (Allg. Biol., S. 612). Dieser resignierte Standpunkt nimmt uns nicht wunder. Hertwigs auf die Restitutionsreize reagierenden Idioblasten sind ebenso wie Weismanns Determinanten, welchen dieselbe Rolle zufällt, lebende Gebilde — das Leben kann aber durch das Leben nicht erklärt werden.

Nachdem in der Auffassung Hertwigs für die Realisation der Restitution der die Reaktion des Idioplasmas auslösende Reiz entscheidend ist, ist begreiflich, daß er die Fälle, in welchen die Restitutionsfähigkeit fehlt, durch stärkere Unterordnung der betreffenden Teile unter den Einfluß des Ganzen (z. B. infolge größerer Komplizität und Differenzierung, aus welchem Grunde die »höher stehenden« Organismen gewöhnlich eine geringere Regenerationsfähigkeit besitzen) oder durch Herabsetzung der »Zeugungskraft« der elementaren Teile, welche sich mit einer vollkommenen Differenzierung verbindet, erklärt. Der Mangel der Regenerationsfähigkeit ist demnach, der Meinung Hertwigs gemäß, nur scheinbar, eine jede Zelle besitzt sie, denn sie enthält ja den Kern, dessen Chromatin Sitz des Idioplasmas ist. Die Regenerationsfähigkeit ist also in Wirklichkeit vorhanden, kann sich jedoch nicht zur Geltung bringen, weil ihr entweder Hindernisse im Wege stehen oder weil irgendeine äußere Bedingung fehlt.

Diese Bedingungen können einfach, aber auch sehr kompliziert, leicht oder schwierig herzustellen sein. Manchmal genügt die Verstümmelung zur Auslösung der Restitution. Aber sie bestimmt die Restitution keineswegs, darüber entscheiden, ungeachtet der schon erwähnten Korrelationen, noch andere Bedingungen, oft eine einzige (Eudendrium regeneriert z. B. den Kopf nur im Lichte). Hier gelangt also das Prinzip der Vielheit der Ursachen der Gestaltungsvorgänge zum Durchbruche, wenn auch in einer unbestimmten, wenig bewußten und klaren Form.

In Konsequenz der Ansicht, daß der hier und da zutage tretende Mangel an Restitutionsfähigkeit bloß scheinbar ist, behauptet Hertwig, im Gegensatz zu Weismann, die Restitutionsfähigkeit sei eine »primäre Eigenschaft der lebenden Substanz, welche nicht erst durch Selektion und Anpassung in jedem einzelnen Fall erworben zu werden brauchte (Allg. Biol., S. 618).

Selbstverständlich stellt sich Hertwig — obwohl er dies ausdrücklich nicht hervorhebt — vor, daß die äußeren Reize je nach ihrer Qualität und Intensität die in den Idioblasten enthaltenen Anlagen auslösen. In dieser — erbmäßigen — Beziehung sind die Idioblasten mit den Determinanten Weismanns identisch. Doch geht die Weismannsche Konzeption des Keimplasmas noch tiefer, indem sie annimmt, daß die Determinanten aus Biophoren, d. h. noch kleineren, aber mit allen Eigenschaften lebender Körper ausgestatteten Teilchen bestehen. Hinsichtlich ihrer Größe und ihrer elementaren Lebensfunktionen sind die Idioblasten (Bioblasten) aber mit den Biophoren identisch. Trotz ihres epigenetischen Anstrichs besitzt also die Theorie Hertwigs eine im Grunde evolutionistische Wurzel, denn jede Vorstellung von der Erbsubstanz, welche ihre Determinationselemente (Idioblasten, Gene usw.) für lebendig ansieht, ist evolutionistisch. Indem Hertwig (1909) zu dem Schlusse gelangt, daß »im Entwicklungsprozeß nichts anderes geschieht, als was in der Anlage schon von vornherein fest bestimmt ist« (Kampf um die Kernfragen der Entwicklungs- und Vererbungslehre, S. 20), erwies er sich in gleicher Weise als Evolutionist wie Weismann selbst.

Die Idioblasten haben ihren Sitz im Chromatin des Kernes. Dasselbe enthält alle Arten von Idioblasten des Individuums und ist deshalb das Organ der Vererbung. Die Wirkung der Idioblasten stellt sich Hertwig gemäß der Hypothese der intrazellularen Pangenesis von de Vries vor. Nach derselben wachsen die Bioblasten des Kernes, vermehren sich und treten in das Cytoplasma derart über, daß trotzdem im Kerne alle Arten von Bioblasten erhalten bleiben. Im Cytoplasma wachsen und vermehren sie sich je nachdem es ihre Funktion erheischt. Aus dem Kern ausgetretene Bioblasten bilden den Ausgangspunkt für die Ausdifferenzierung der spezifischen Zellstrukturen, die bekanntermaßen je nach der besonderen Funktion der Zelle differieren, sie veranlassen somit die histogenetische und funktionelle Differenzierung. Diese Ansicht stützt sich auf die Beobachtung, daß bei der histogenetischen Differenzierung der Zellen eine Anhäufung des Chromatins im Cytoplasma zustande kommt, und daß sich dieses Chromatin an dem Bau der spezifischen Cytoplasmadifferenzierungen beteiligt. Wie aber das Chromatin mit der spezifischen Differenzierung kausal zusammenhängt, ist bislang noch nicht bekannt.

Indem O. Hertwig die Theorie des Keimplasmas mit den Restitutionserscheinungen in Einklang zu bringen suchte, hat er das Regulationsproblem in morphologischer Beziehung vereinfacht, dagegen aber in physiologischer dadurch kompliziert, daß er die Hauptrolle den Reizen, einem epigenetischen Faktor, zugewiesen hat. Die Wirkungsweise der

Reize hat Hertwig nicht erklärt, die Vielheit der Ursachen der morphogenetischen Vorgänge hat er sich zwar in gewissem Maße zum Bewußtsein gebracht, ohne sie jedoch zu analysieren, das Hauptproblem der Restitution: die Frage des Ersatzes des Fehlenden durch Einwirkung des Ganzen ließ er ebenso wie Weismann unbeantwortet. Weismann hob die Zweckmäßigkeit des Restitutionsgeschehens hervor, indem er das letztere durch Selektion entstehen ließ (die Größe der Restitutionsfähigkeit richtet sich nach dem »Bedürfnisse« des Organismus), und war bestrebt, dieselbe mechanistisch zu erfassen, indem er sie mit der Vererbung verknüpfte und die Supposition des (partiellen) Reservekeimplasmas machte. Hertwig hat den grundsätzlichen Standpunkt Weismanns zugespitzt; auch bei ihm wird die Restitutionsfähigkeit durch die Vererbung des Keimplasmas bestimmt; aber dieses ist in allen Zellen des Organismus enthalten, so daß die Weismannsche Supposition eines Reserveidioplasmas überflüssig wird, überall ist das Vollkeimplasma vorhanden. Die Zweckmäßigkeit der Regulation wünscht Hertwig zu mechanisieren, indem er an ihrer Statt die mechanischen und chemischen Korrelationen der übrigen Teile des Organismus einsetzt. Da es ihm aber nicht gelungen ist den Beweis für einen solchen mechanischen Zusammenhang zu liefern, das Keimplasma aber, trotzdem es ganz ist, im Falle einer Restitution partiell reagieren muß, diese Reaktion aber einesteils eine besondere Reizbarkeit der reagierenden Idioblasten, anderenteils spezifische Reize erfordern würde, während von den Restitutionsreizen gezeigt werden kann, daß ihre Wirkung im speziellen Falle keinen spezifischen Erfolg zu zeitigen vermag — so bleibt die Frage der Zweckmäßigkeit der Restitutionen, mit anderen Worten der Zweckmäßigkeit der Einwirkung des Ganzen, in mechanistischem Sinne unbeantwortet, eventuell wird dadurch Deutungen teleologischen vitalistischen Charakters freie Bahn gebrochen.

Solchermaßen war der Boden für die vitalistische Deutung vollständig vorbereitet. Dieselbe hat in bewundernswert logischer Weise

H. Driesch

aufgebaut. Driesch unterscheidet sich von den oben angeführten Forschern im Hinblick auf unser Problem vorteilhaft dadurch, daß er nicht wie jene von dem Studium der typischen Entwicklung, sondern von dem Studium der Restitutionsvorgänge selbst ausgegangen ist, somit handelt es sich bei ihm nicht um eine Applikation der Entwicklungsideen auf diese Vorgänge, sondern um deren direkte Deutung, welche erst später auf die typische Ontogenese ausgedehnt wurde. Die Versuche Drieschs wurden freilich an den ersten Entwicklungsstadien ausgeführt und bestanden hauptsächlich in Verlagerungen von Blastomeren, isolierter Entwicklung einzelner Blastomeren und in der Verschmelzung ganzer Keime, durch welche atypische Eingriffe stets typische proportionale Entwicklung erzielt wurde. Aus diesen Ursachen ergab sich die sehr wichtige Erkenntnis, daß die sich entwickelnden Teile die Fähigkeit besitzen, mehr zu entwickeln, als sich in Wirklichkeit während der typischen Entwicklung aus ihnen entwickelt. Man muß also bei jedem Teile unterscheiden: die prospektive Potenz, d. h. seine Entwicklungsmöglichkeit, also das, was sich aus ihm überhaupt zu entwickeln vermag und die prospektive Bedeutung, d. h. was sich aus ihm während der Entwicklung wirklich entwickelt. Der Begriff der prospektiven Potenz begreift also nicht bloß die typische (ontogenetische), sondern auch die atypische (regulatorische) Entwicklung ein. Die prospektive Bedeutung eines Teiles ist nicht unveränderlich bestimmt, sondern wandelbar; die Blastomere, aus welcher sich typisch nur die rechte Körperhälfte entwickelt, bildet — isoliert — beide Hälften aus.

Ein jeder Teil des Keimes, welcher aus indifferenten Zellen einheitlichen Charakters zusammengesetzt ist, heißt Elementarorgan, und Driesch folgert aus seinen Versuchen, daß ein jedes derartige (einer Organanlage nach der üblichen Terminologie entsprechendes) Organ in allen seinen Teilen die gleichen prospektiven Potenzen besitzt. Teile der gleichen prospektiven Potenzen bilden ein morphogenetisches äquipotentielles System. Ein jedes der das Elementarorgan zusammensetzenden Elemente kann »jede einzelne Rolle in der Gesamtheit dessen, — was in dem ganzen Systeme geschieht« (1909, I, S. 121), spielen. »Jedes kann jedes«, aber trotzdem ist ihre Funktion einheitlich (nicht summiert) und deshalb ist »in jedem Falle eine Art von Harmonie unter den wirklichen Endprodukten« (ibid. 122) solcher

Systeme, welche er deshalb als harmonische äquipotentielle Systeme bezeichnet hat; durch ihre Differenzierung geschieht die Entwicklung. Der typischen Ontogenese dienen die primären Potenzen; ein jeder Teil erreicht durch sie nur seine prospektive Bedeutung. Kommt es jedoch zu einer Störung, so treten die sekun dären Potenzen in den Plan; dann treten erst die verborgenen Potenzen, die Äquipotentialität und der regulative (harmonische) Charakter der Entwicklung auf. Es wird also hierbei mit Hilfsmitteln und Kombinationen von solchen gearbeitet, welche in der typischen Ontogenese nicht vorkommen. Die sekundären Potenzen sind im Keime gewöhnlich in einer anderen Anordnung zugegen als die primären. Aus atypischer Ursache wird die Entwicklung oft auf einem atypischen Wege bis zu dem typischen Erfolge erzielt; darin beruht eben der von Driesch genau hervorgehobene Charakter der Regulationsvorgänge.

Ein System, dessen einzelne Elementarteile verschiedene Potenzen beinhalten, heißt inäquipotentielles System. Ein solches System stellt nach Driesch der fertige höhere Organismus vor. Die Haut regeneriert leicht, das zentrale Nervensystem überhaupt nicht. Aber einzelne Teile des höheren Organismus sind äquipotentielle Systeme. Die Zellen des Rete Malpighii besitzen alle dieselbe Potenz. Die äquipontentiellen Systeme können wieder nur von äquipotentiellen Systemen abstammen. Ist das Ei ein äquipotentielles System, so muß auch der Eierstock ein solches sein.

Die Potenzen sind erstens implizit; alle morphogenetischen Potenzen, welche sich während der Entwicklung geltend machen, gehören hierher, zweitens explizit, durch deren Aktivierung eine unmittelbare Leistung zustande kommt. Es sind also die expliziten Potenzen nur einfacher Leistungen (z. B. der Bildung des zweizelligen Stadiums aus dem einzelligen), die impliziten Potenzen jedoch stets komplizierter Leistungen fähig.

Soll sich also aus irgendeinem Teile ein komplexes Gebilde entwickeln, so besitzt es eine implizite komplexe Potenz. Da jede, sei es typische, sei es atypische Entwicklung, von einem äquipotentiellen System ihren Ausgang nimmt, so sind z. B. regenerierende Teile —

sagen wir, die Zellen des Stratum germinativum der Oberhaut — ein äquipotentielles System mit impliziter komplexer Potenz. Ein solches System stellt auch das Ei vor. Es ist somit klar, daß das Vererbungsproblem den Begriff eines harmonischen äquipotentiellen Systems mit impliziten komplexen Potenzen beinhaltet und dasselbe ist auch bei dem Restitutionsproblem der Fall.

Der sich restituierende Teil enthält sämtliche Potenzen zur Ausbildung des fehlenden komplexen Gebildes im Einklang mit dem Ganzen; der Weg, auf welchem dieses mit dem Ziele der typischen Entwicklung (Ontogenese) identische Ziel erreicht wird, kann von dem Wege der letzteren abweichen, aber durch das Ziel sind die impliziten Potenzen jenes Teiles fest bestimmt. Regulationsvorgänge solcher Art bezeichnet Driesch als äquifinale (zielstrebige) Regulationen. In der Äquifinalität beruht der spezifische Charakter eines jeden Entwicklungsgeschehens, sie soll erklären, warum jedes Wesen nur seiner Art nach Entsprechendes bildet. Die Restitutionen sind demnach äquifinale Regulationen. Damit ist die Erklärung gegeben, warum die Restitution wieder zum Typus zurückkehrt und warum nur das Fehlende wieder gebildet wird.

Driesch behauptet freilich, daß man sich die Differenzierung der harmonischen äquipotentiellen Systeme „nicht in maschinenmäßigem mechanistischen Sinne als Wirkung physikalisch-chemischer im Raume typisch angeordneter Agentien vorstellen könne und zwar aus dem Grunde, weil eine derartige Maschine sowohl in ihren kleinsten Teilen, als auch in einem Komplexe einer größeren Anzahl solcher Teile ganz enthalten sein müßte. Anderenfalls wäre die Äquipotentialität nicht begreiflich. Eher könnte man noch die typische Entwicklung, bei welcher aus typischer Ursache auf typischem Wege das typische Ziel verwirklicht wird, mechanistisch deuten; von der atypischen, regulatorischen Entwicklung könne dies nicht behauptet werden.

Der Begriff der Äquifinalität hängt enge mit dem Begriffe der prospektiven Potenz zusammen, denn die letztere wird von der ersteren bestimmt.

Auf Grund solcher Erwägungen ist Driesch zu Ansichten vorgedrungen, welche aller Präformation, wie sie in den Ausführungen von

Weismann, Roux und Hertwig enthalten sind, diametral entgegenstehen. Nicht die prospektive Potenz, d. h. die Erbsubstanz, das Keimplasma, bestimmt die Entwicklung, sondern die Entwicklung wird durch ihr Ziel, dem sie zustrebt, bestimmt. Im Grunde ist freilich auch diese Lehre evolutionistisch; die Systematik der Arten ist Driesch eine Systematik der Entelechien. Freilich haben auch die epigenetistischen Elemente der Lehren von Roux und Hertwig, welche in der klar ausgesprochenen Unumgänglichkeit des Reizes ihren Ausdruck erhalten haben, obschon sie nicht ohne Einfluß auf die Denkweise Drieschs geblieben sind, keinen Eingang in seine definitive Lehre gefunden, weil die Zellen regelmäßig mehr Potenzen besitzen als sie gerade kundgeben; somit muß der Reiz bedingen, welche Potenzen in Erscheinung treten und daß die übrigen nicht zur Manifestation gelangen. Doch sind die allgemeinen Faktoren des Mediums »offenbar schon vom Standpunkt formaler Logik aus nicht imstande, den zureichenden Grund für ein sehr typisches und spezifisches Resultat, das in jedem Falle den Bedingungen der Operation entsprechend variiert, abzugeben; denn diese Agentien sind alles andere, als selbst spezifiziert« (Restitutionsreiz S. 5).

Eine Determination durch materielle Determinanten, Idioblasten, Gene, spezifische Struktur, wie sie von den vorangeführten Autoren vorausgesetzt wird, ist nicht möglich, weil die Mannigfaltigkeit des Organismus eine ähnliche Mannigfaltigkeit des Eies zur Voraussetzung haben müßte. Die Struktur des Organismus unterscheidet sich typisch-spezifisch nach den drei Dimensionen. Projizieren wir die komplizierten Eigenschaften des Organismus diesen drei Dimensionen gemäß zurück in das Ei, so müßten (falls, wie vorausgesetzt wird, alle Merkmale auch Determinanten im Ei besitzen) die Merkmale wenigstens innerhalb gewisser Grenzen analog disloziert sein, es müßte also das Ei in drei Dimensionen verschiedene Tektonik besitzen. Dann aber könnte es freilich kein äquipotentielles System darstellen, das es Driesch gemäß tatsächlich darstellt. Daher schließt Driesch, daß an diesem Beispiel jede Form einer Maschinentheorie logisch scheitert.

Was die Restitutionsreize betrifft, so bestreitet Driesch freilich keineswegs gänzlich ihre, besonders von Roux und Hertwig hervorgehobene Bedeutung; die Potenzen müssen ausgelöst werden, aber die Reize bestimmen nicht die Art, in welcher die Reaktion erfolgen soll. Driesch stellt sich vor, daß sich die Spezifität des in Verlust geratenen oder von der Funktion ausgeschalteten Teiles auf einen Vermittler überträgt, welcher zu vielen, wenn nicht zu allen Elementen des Organismus Beziehungen hat. Erst dieser Vermittler würde die reagierenden Teile durch Auslösung der Potenzen affizieren. Und erst diese spezifische Änderung des hypothetischen Vermittlers stellt nach Driesch den Restitutionsreiz dar. Der Vermittler bildet jedoch nicht die Ursache der Restitution — als diese ist die implizite prospektive Potenz des Elementes, auf welches er einwirkt, zu bezeichnen. Der Vermittler ist zwar in gewisser Hinsicht ein äußerer Faktor — dieses Bekenntnis bildet ein Zugeständnis an den Standpunkt Rouxs und Hertwigs — doch ist er kein auslösender, sondern durch seine Spezifität wirkender Faktor. Dadurch wird ermöglicht, daß eine spezifische Störung auch eine spezifische Restitution zur Folge hat. Aber spezifisch muß der Reiz nicht nur durch seine Mischung, sondern auch durch seine Ordnung sein; eben diese Ordnung muß durch den Vermittler übertragen werden. Diese Ordnung ist individualisiert und ebenso individualisiert ist auch die Reaktion auf dieselbe. So gelangte Driesch zu dem Schlusse, daß es sich dabei um eine besondere spezifische Reizbarkeit handelt, auf Grund welcher man den restituierenden Zellen etwas wie »Sinnesorgane« zuschreiben müßte. Die die Restitution ausführenden Zellen müssen seiner Meinung nach mit »Sinnesorganen« begabt sein, welche fähig sind, jede spezifische Störung zu empfinden (Restitutionsreiz, S. 24).

Weder diese »Sinnes«funktion noch die Äquipotentialität der Ausgangsformationen sind nach Driesch mechanistisch begreiflich. Da herrscht kein extensives Prinzip, sondern im Gegenteile ein intensiver, nichträumlicher, unmaterieller Faktor, welcher die Spezifität der Gestaltung bestimmt, das räumliche Geschehen mit Hinblick auf das Ganze, äquifinal, reguliert. Diesen Naturfaktor nennt er Entelechie (weil er sein Ziel in sich trägt — *ἐν ἑαυτῷ τὸ τέλος ἔχει*).

Dieser alles und jedes beherrschende Faktor ist ein »System, so wie es da ist, ohne Rücksicht auf seine Größe«, »ist keine Energie, keine

Intensität und keine Konstante«, ist eigentlich nur dadurch gekennzeichnet, daß er »bei genügenden äußeren Bedingungen ein proportional richtiges Produkt liefert« — kurz, derselbe ist physikalisch-chemisch nicht zu analysieren und bildet daher den Ausdruck der Lebensautonomie, des Vitalismus, der Teleologie (Philosophie des Organischen).

Nachdem Driesch das Hauptproblem der Vererbung in der Frage erblickt, wie aus dem äquipotentiellen Systeme des Eies im Laufe der Entwicklung, also auf dem Wege über ein inäquipotentielles System, welches der Erwachsene darstellt, wiederum ein System von denselben Potenzen (die Gameten) entsteht, nachdem die Äquifinalität der Restitutionsvorgänge eines Organismus durch die implizite prospektive Potenz des Eies, aus dem sich der letztere entwickelt hat, festgelegt wird, diese aber wieder durch die Äquifinalität der Entwicklung bestimmt wird, so ist klar, daß die Vererbung auch in Drieschs Theorie der Restitutionen ihren Platz findet; aber die Vererbung wird hier freilich nicht durch die Lokalisation einer Erbsubstanz in die entwicklungs- oder restitutionsfähigen Teile, sondern durch Bestimmung deren morphogenetischen Potenzen auf Grund der äquifinalen Regulation des Ganzen, welches das Produkt des Eies bildet, ausgedrückt.

Denn die prospektive Bedeutung eines Teiles ist nach Driesch »durch die Funktion seiner Lage zum Ganzen« bestimmt, aber diese Lage ist, wenn auch in einem anderen Sinne als bei Weismann, im Ei gegeben, und zwar durch dessen implizite prospektive Potenz: die Teile des komplexen Ganzen auszubilden. Freilich spielt bei Driesch die Vererbung nicht die Rolle eines materiellen Faktors, die prospektive Potenz wird von der Entelechie bestimmt, die letztere ist erblich, ja sie ist die Vererbung selbst. Deshalb muß die Systematik der Arten eine Systematik der Entelechien sein. Damit stellt sich Driesch in scharfen Gegensatz zu allen, welche den Determinationsfaktor in einer materiellen Bildung, in einer Struktur der Keimsubstanz erblicken; die letztere hält Driesch für ein bloßes Mittel, durch welches die Entelechie wirkt, die Mittel Drieschs entsprechen aber den Realisationsfaktoren Rouxs.

Nachdem aber die Entelechie, wie angeführt, durch die Mittel der Naturforschung nicht analysierbar ist, so bietet sie keine Gelegenheit zur Erforschung der Kausalität der Restitution und ihres Zusammenhanges mit der Vererbung und kann als Erklärungsprinzip wohl kaum jemanden befriedigen, der die Lebenserscheinungen wirklich zu begreifen bestrebt ist.

Ich will nicht sagen, daß Drieschs Analysen, sein Standpunkt mit allen Konsequenzen hinsichtlich der Harmonie und Äquipotentialität usw. in der Biologie nicht möglich sind, wie oft behauptet wurde und behauptet wird. Ihren größten Vorzug bildet, meiner Meinung nach, daß sie der von Weismann so zurückgedrängten Forderung nach der Einheitlichkeit des Lebens Rechnung tragen. Ich kann sie jedoch deshalb für keine definitive Erkenntnis ansehen, weil sie keinen Fortschritt in der Lösung des Problems bringen, sondern im Gegenteil zur Resignation und Stagnation führen, indem sie ein unlösbares Problem aufwerfen. Soll man aber wirklich die Naturwissenschaft vor eine von uns selbst geschlossene Tür stellen und nicht einmal die Auffindung des Schlüssels oder die Sprengung der Türe versuchen?

Es ist gar nicht zu bezweifeln, daß für das weitere Vorgehen der Wissenschaft die Schlüsse, zu welchen Roux (1914) gelangt ist, daß nämlich die Regulationsfähigkeit die Fähigkeit der einzelnen Elementarfunktionen des Protoplasmas, sich direkt den Änderungen der äußeren Bedingungen anzupassen sei, von weit größerer naturwissenschaftlicher Bedeutung sind. Ich schließe dies aus dem Umstande, daß meiner Überzeugung nach diese Idee eine weitere Analyse mit den physikalisch-chemischen Hilfsmitteln im Bereiche einer jeden elementaren Kategorie der Lebenserscheinungen und damit auch die mechanistische Erfassung des Lebens (im naturwissenschaftlichen Sinne) gestattet.

II.

Bevor ich weiterschreite, möchte ich die für die Definition der Restitutionen maßgebenden Punkte noch einmal hervorheben. Gleich zu Beginn wurde hervorgehoben, daß die Rückkehr zur typischen Organisation das wichtigste Merkmal der Restitutionen bildet.

Typische Organisation ist nach den bisherigen Definitionen eine solche Organisation, welche den Charakter des Artwesens, historische

Bewährtheit und Konstanz besitzt, also — wie der Terminus lautet — erblich ist, aus inneren Ursachen entsteht (Determination durch Keimplasma, Entelechie). Sie wird in typischer Weise gebildet, d. h. die typische Organisation wird auf typischem Wege aus typischen Ursachen (typisches Keimplasma, Mangel an störenden äußeren Einflüssen) erreicht; das geschieht in der normalen Ontogenese. Oder sie wird in atypischer Weise gebildet, wenn durch »alterierende oder durch störende äußere Einwirkungen« das sich Entwickelnde oder das Entwickelte »etwas, aber nicht zu stark« abgeändert wurde. In diesem Falle ist die Morphogenese regulatorisch; die Störung wird oft zureichend ausgeglichen und das Produkt ist anscheinend typisch (Roux). Regulatorisch ist die Entwicklung auch in dem Falle, wenn eine gestaltliche funktionelle Anpassung an neue funktionelle, noch nicht störende Verhältnisse zustande kommt, falls diese neuen Verhältnisse eine Störung verursacht hätten, wenn ihre Wirkung durch Anpassung nicht paralysiert werden würde (z. B. bei der Akklimatisation der Pflanzen).

Die Regulation ist entweder primär (Driesch = normal, Roux), wenn sie durch die Faktoren der typischen Ontogenese bewirkt wird, oder sekundär (Driesch = abnorm, Roux), wenn abweichende Faktoren sie vollenden. Hierher gehören die Regenerationen.

Weil die regulatorische Entwicklung von atypischen Ursachen ausgeht, kann ihr Verlauf freilich nicht ganz typisch sein, selbst wenn er früher oder später gänzlich oder teilweise zum Typus zurückkehrt, sondern in »jedem besonderen Falle müssen seiner Besonderheit angepaßte regulatorische Mechanismen in Tätigkeit treten« (Roux).

Es kann also das typische Produkt aus atypischer Ursache nur auf einem mehr oder weniger atypischem Wege erreicht werden, und die Feststellung desselben kann zur Charakterisierung der Restitution beitragen.

Das Grundmerkmal der Restitutionsvorgänge: die Rückkehr zum Typus enthält jedoch nicht nur das Moment der Ausbildung der typischen Struktur, sondern auch ein anderes, nämlich, daß die Restitution durch den Einfluß des Ganzen bewirkt wird, also konkret gesprochen, nicht nur das Moment der Ausbildung eines Tritonfußes überhaupt, sondern auch desjenigen Fußes, welcher entfernt worden war.

Objektiver wäre es vielleicht, anstatt: Einfluß des Ganzen den Ausdruck Regulatorik, den Morgan eingeführt hat, zu gebrauchen, denn das Ganze kann man sich, wie wir bereits aus den vorangehenden Erwägungen wissen, entweder als Reserveidioplasma oder als Entelechie vorstellen.

Einzelne Mechanisten behaupten aber, daß der Schluß, der atypische Weg sei für die Regulation charakteristisch, auf einem Irrtume beruht. Diese Behauptung geht von der Voraussetzung aus, welche die Basis der biogenetischen Theorie Hertwigs bildet, daß nämlich die Ursache der Gestaltung des nachfolgenden Stadiums stets in dem vorausgehenden Stadium enthalten sei bei gleichzeitiger Wirkung der Außenfaktoren. Von diesem Standpunkt aus erscheint nämlich der typische Effekt als Resultat einer Reihe vorausgegangener Vorgänge, die einer aus dem anderen hervorgehen wie der Schluß aus den Voraussetzungen. Es liegt ziemlich an der Hand, den Schluß zu ziehen, daß, wenn das Ergebnis typisch sein soll, stets auch die ganze Reihe der Zwischenprozesse typischen Charakter besitzen muß und daß ein einziges atypisches Glied in dieser logischen Folge von Ursachen und Effekten zu einer atypischen Änderung auch des Endergebnisses führen muß.

Deshalb haben mehrere Forscher, darunter Child, Klebs, neuerdings auch Schaxel geschlossen, daß es unrichtig sei, den Begriff der Restitution in dem obzitierten Sinne, als besonderes Gestaltungsgeschehen, welches auf dem Umwege über den atypischen Verlauf aus atypischer Ursache zu dem typischen Ergebnis führt, zu gebrauchen. Alle Restitutionen seien nur bloße physiologische Bewirkungen, welche freilich einer allgemeinen Änderung der Funktionsbedingung, und zwar im Sinne einer Anpassung entsprechen oder unmittelbare Effekte physikalisch-chemischer Agentien vorstellen. Die Restitutionen würden so auf funktionelle Anpassungen reduziert werden. Restitutionen in dem oben angedeuteten Sinne, als Störungen kompensierender Vorgänge, gäbe es überhaupt nicht. So war Child (1901, 1902, 1906) bestrebt, durch Versuche an Würmern und Aktinien zu beweisen, daß schon die Funktion selbst als solche durch funktionelle Anpassung oder auch nur durch bloße mechanische Einflüsse des Druckes, der Spannung usw. durch ihre eigentlichen Bedingungen selbst entweder direkt oder indirekt zur Wiederherstellung der Organisation führt. Diese wichtigen Versuche wurden von Driesch zurückgewiesen, weil sie die erste Entstehung des Restitutionsgewebes und der ersten Grade seiner Differenzierung, welche schon vor dem Beginne der Funktion und nur für dieselbe zustande kommen, nicht erklären — und daher das Restitutionsproblem nicht erschöpfen, dasselbe nicht vollständig zu erklären vermögen.

Klebs (1903, 1904) hat auf den nachstehenden Fall aufmerksam gemacht. Es ist bekannt, daß die Weide aus jeder beliebigen Knospe jedes beliebigen Pflanzenteiles hervorsproßt und Krone und Wurzeln bildet. Die Wurzeln bildet sie jedoch auch dann aus, wenn man ihre Rinde ohne jedwede Operation oder Verletzung des Baumes nur gut mit Wasser durchfeuchtet. Daraus schloß Klebs, daß die Restitution nur eine Reaktion auf besondere physiologische Bedingungen sei, nicht aber ein besonderes regulatorisches Geschehen, denn in dem vorliegenden Falle gab es nichts zu regulieren. Man kann freilich auch anderer Meinung sein, da es nicht ausgeschlossen ist, daß sich eine Störung eingestellt hätte, wenn es nicht zu der funktionellen Anpassung gekommen wäre.

Schaxel (1915) hat wieder Drieschs Versuche mit der Verlagerung der Blastomeren des in Furchung begriffenen Eies der Asteriden wiederholt und behauptet, daß alle Regulationen nur Schein und Trug seien. Durch schwachen Druck verlagerte Blastomeren bilden verschiedene Mißbildungen aus; durch starken Druck verlagerte kommen weder zur Gastrulation, noch bilden sie einen Pluteus usw., kurz, atypische Ursache sei stets von einem atypischen Ergebnis gefolgt; zur Herstellung des typischen Ergebnisses sei wiederum stets die typische Ursache notwendig. Kehren nun einmal die verlagerten Blastomeren zu ihrer normalen Lage und damit auch zu ihrer normalen Funktion zurück, so geschieht dies durch kein besonderes Regulationsgeschehen, sondern durch die Wirkung der bekannten physikalischen Gesetze Plateaus, welchen die, Flüssigkeitstropfen ähnlichen, Blastomeren unterworfen sind. Stellt sich nach der Verlagerung der Blastomeren das typische Ergebnis ein, so wird dies durch den Umstand bewirkt, daß sich ihre Konstitution nicht geändert hat, typisch geblieben ist. Ein jedes Ergebnis ist somit strenge an seine bestimmten Voraussetzungen gebunden, jedes Entwicklungsstadium ist durch seine Geschichte gebunden. Es gibt keine Regulabilität vom Ganzen aus, somit gibt es auch keine Äquifinalität. Die Konstitution des Ausgangspunktes, das Entwicklungsgeschehen und sein Ergebnis sind koordiniert, die Spezifität des Ergebnisses beruht also nicht auf dem Ziele der Entwicklung, sondern in der einsinnigen Bestimmung der letzteren.

Die Versuche Schaxels bieten meiner Meinung nach keine genügende Unterlage für die Deutung der Restitutionsvorgänge.

Indem man die Regulabilität bestreitet, hat man das Problem der Restitutionsvorgänge noch nicht abgetan. Muß man ja doch die Regulationsvorgänge schon aus dem Grunde anerkennen, daß — wie Roux aufmerksam gemacht hat — sonst die Erhaltung der Arten unter stets wechselnden Lebensbedingungen nicht erklärt werden könnte. Selbstverständlich ist freilich: wo die Blastomeren so beschädigt werden, daß sie zu ihrer gestaltenden Funktion nicht mehr zurückzukehren vermögen, da kann auch von keiner Regulation gesprochen werden. Ähnlich sprechen wir auch von keiner Restitution, wenn eine Wunde nicht spurlos zuheilt und das ursprüngliche Gewebe durch Bindegewebe ersetzt wird — das ist eine pathologische Erscheinung; ganz sicher stehen wir aber vor einem Restitutions- und Regulationsgeschehen, wenn die Wunde vollständig, spurlos ausheilt. In beiden Fällen war die Ursache atypisch, der Verlauf atypisch — aber das Ergebnis in dem ersteren atypisch, in dem zweiten jedoch typisch. Wenn der Verlagerungsreiz schwach ist, so kehren die Blastomeren nach Schaxel zur typischen Funktion zurück. Haben wir das Recht zu bestreiten, daß es sich hierbei um eine Regulation handelt, nur deshalb, weil die Rückkehr zum Typus durch rein physikalische Gesetze bewirkt wurde? Gehört ja doch der Umstand, daß sich die Blastomerensubstanz analog verhält wie anorganische Flüssigkeiten, auch zu der Konstitution der Blastomeren. Würde ihnen diese Eigenschaft entzogen werden, so könnten sie ihre Funktion nicht vollkommen erfüllen, sie wären außerstande, ihre frühere Lage einzunehmen. Es erscheint mir ganz selbstverständlich, daß Störungen derjenigen Merkmale des lebenden Körpers, welche in seinen physikalischen Eigenschaften begründet sind, wieder nur durch physikalische Faktoren reguliert werden können; wenn mit solchen Störungen weitere Konsequenzen verbunden sind, wie dies z. B. bei den

Blastomeren in Form von Störungen gestaltender Entwicklungsvorgänge, so finde ich als selbstverständlich, daß jene rein physikalische Wirkungen in diesem Falle auch eine organische Regulation bewirkt haben, welche als funktionelle Anpassung in den Plan tritt.

Freilich hat Driesch (1909) behauptet, daß solche Ansichten, welche, wie er sich ausdrückt, die Regulation geradezu wegerklären, nicht einmal das einfachste Beispiel der Restitution, nämlich die kompensatorische Hypertrophie zu erklären vermögen, und zwar aus dem Grunde, weil sich die letztere in einigen Fällen (z B. bei den Geschlechts- und Milchdrüsen der Kaninchen) auch zu einer Zeit einstellen kann, in welcher es noch keine Funktion gibt, so daß dieser restitutionelle Regulationsvorgang nicht als bloße funktionelle Anpassung anzusehen wäre. Die Frage der Bedeutung der Funktion für die Entstehung der kompensatorischen Hypertrophie ist jedoch bis jetzt noch viel zu dunkel, um auf derselben die Zurückweisung aller früher erwähnter, viel durchsichtigerer Versuchsergebnisse zu basieren. Vielleicht ist dazu nicht einmal immer die Funktion in aktuellem Sinne notwendig, vielleicht bildet schon die **spezifische Konstitution** (also gewissermaßen die Funktion in potentiellem Sinne) des Teiles, welcher hypertrophieren soll, eine genügende Grundlage, um bei fortlaufendem Stoffwechsel die Hypertrophie wirklich zu bewirken. Auf eine solche Möglichkeit scheinen wenigstens meine, unten zur Besprechung gelangenden, Versuche hinzuweisen.

Übrigens bin ich, wie aus dem Obangeführten hervorgeht und das Nachfolgende noch weiter ergeben wird, überhaupt nicht der Meinung, daß die Zurückführung der Regulationen auf die funktionelle Anpassung die Existenz des regulativen Restitutionsgeschehens irgendwie »wegerklären« würde. Die funktionelle Anpassung ist zwar kein regulatives Geschehen, wenn sie zu einem atypischen Ergebnis führt. Führt sie jedoch, wenn auch auf atypischem Wege, zum typischen Ende, wie dies in den Beispielen Childs, Klebs, Schaxels der Fall ist, so kann sie meiner Ansicht nach von einem restitutiven Regulationsvorgang nicht unterschieden werden.

Wenn man in den Regulationsvorgängen metaphysische Probleme erblickt hat, so ist dies nur dadurch verursacht worden, daß man sie nicht zu erklären vermochte. Gelingt es aber, verschiedene Regulationen auf verschiedene mechanische Vorgänge zurückzuführen, so hören sie dadurch nicht auf, Regulationen zu sein. Man darf doch den Begriff der Regulationen nicht nur für etwaige unbegreifliche organische Vorgänge reservieren und die begreiflichen gleich aus ihm ausscheiden; das würde einen ungeziemenden Abschub der Lösung schwieriger Probleme bedeuten, welcher freilich für gewisse Standpunkte nicht unbequem erscheinen dürfte.

Die Regulationen bleiben somit Regulationen, auch wenn sie mechanistisch erklärbar sind, wenn sie nur die notwendigen Merkmale der Regulationen tragen. Wie bereits angeführt wurde, sind das:

1. die Rückkehr zum Typus, bewirkt
2. auf einem mehr oder weniger atypischem Wege aus atypischer Ursache und
3. mit Rücksicht auf das Ganze.

In bezug auf die zwei ersten Punkte entsprechen die bisher angeführten Beispiele vollständig.

Es fragt sich jedoch, ob hier die Regulation so vor sich geht, wie man es von einem restitutiven Regulationsvorgang zu fordern hat: nämlich mit Rücksicht auf das Ganze. Ist die Regulationsfähigkeit nach Roux nur eine Fähigkeit der einzelnen Elementarfunktionen des Protoplasmas, sich direkt Veränderungen der Außenbedingungen anzupassen, wie stellt sich dann diese Tatsache zu der Forderung der Harmonie des Ganzen? Soll sich die mechanistische Deutung behaupten, so muß sie unbedingt auch diese Frage lösen.

Dieser Forderung hat jedoch bislang keiner der zitierten Autoren Genüge geleistet. Auch Schaxel nicht, trotzdem er mit Emphase die Existenz der Regulationen bestreitet. Er bestreitet die Äquifinalität und setzt an ihre Stelle die einsinnige Bestimmung der Entwicklung. Aber eine derartige Einsinnigkeit würde zu denselben Konsequenzen führen wie die Hypothesen Weismanns, sie würde unmöglich machen, daß das Soma zum Ausgangspunkt regulatorischer Entwicklung würde; gewiß liegt hier die Notwendigkeit vor, die Spezifität der Restitutionsstelle besonders zu erklären, das aber versucht Schaxel nicht. Dieser Mangel ist sehr fühlbar, weil Schaxel in Konsequenz seiner Behauptung von der einsinnigen Bestimmung der Entwicklung zu dem Schlusse kommt, daß die Harmonie des Organismus kein ordnender Faktor, sondern im Gegenteile das Resultat aller einwirkender Faktoren sei.

Man kann freilich wie Schaxel die Entelechie als Naturfaktor bestreiten, muß dann aber mechanistisch zeigen, in welcher Weise die Regulatorik — der Einfluß des Ganzen — verwirklicht wird. Dieser Einfluß ist unbestreitbar; es ist jedoch notwendig, denselben mechanistisch zu formulieren. Würde das gelingen, so könnte dies als Fortschritt angesehen werden. Denn die bisherige Formulation mit Hilfe der entgegengesetzten kausalen Momente: des materiellen Idioplasmas auf der einen, der Entelechie auf der anderen Seite, kann nicht befriedigen. Wollen wir in der Lösung nicht nur der speziellen Frage der Restitutionen selbst, sondern auch in der Bewertung der weiten aus den angedeuteten Gesichtspunkten des Mechanismus und Vitalismus sich ergebenden Konsequenzen, weiter vorwärts kommen, müssen wir uns fragen. ob sie wirklich definitiv und so unüberbrückbar voneinander entfernt sind.

Die Fragen, die im nachfolgenden in Betracht kommen, sind somit:

1. Die Frage der Kausalität der Restitution und
2. die Frage, ob man nicht vielleicht auf Grund naturwissenschaftlicher Forschung im konkreten Falle doch zu einer einheitlichen Lösung der Frage der sog. Zweckmäßigkeit der Restitution, d. h. der Lösung des »Einflusses des Ganzen« gelangen könnte. Die Beantwortung der
3. Frage: in welchen Beziehungen die Vererbung zu den Restitutionsvorgängen ist, wird sich daraus schon von selbst ergeben.

III.

Der konkrete Fall, den wir zum Gegenstande unserer Analyse in bezug auf die oben gestellten Fragen machen werden, ist der nachstehende[1]):

[1]) Die ausführliche Publikation erschien im Arch. f. Entw.-Mech., Bd. 42, S. 671. 1917. Die betr. Versuche waren 1915 schon vollendet.

Von den erwachsenen Amphibien, Fröschen, Tritonen und Salamandern ist bekannt, daß sie zeitweilig — vielleicht einmal im Monat — ihre Oberhaut abwerfen. Von dieser Erscheinung hatte man bisher nur geringe Kenntnisse und dies kann nicht wundernehmen, weil man keine Methode besaß, um dieselbe experimentell zu erzeugen. Mit experimentellen Untersuchungen zu meiner Theorie des morphologischen Metabolismus[1]) beschäftigt, habe ich jedoch eine solche Methode in der absoluten Hungerung der Tiere erkannt. Meine Versuche habe ich an *Triton vulgaris* angestellt. Die absolute Hungerung verträgt der Triton regelmäßig 6—8 Monate. Während dieser Zeit kommt es im Organismus zu tiefen, nicht nur chemischen, sondern auch morphologischen Veränderungen; auffallend ist, daß die Häutung der Tiere eine dauernde Erscheinung bildet. Eine Häutung folgt auf die andere bis zum letzten Lebenstage, das Tier verendet oftmals mitten in dem Häutungsgeschäft. Die absolute Hungerung beschleunigt somit außerordentlich die Häutung der Oberhaut; es kann behauptet werden, daß die Beschleunigung der Laboratoriumsnorm gegenüber nahezu 100% beträgt.

Was für eine Erscheinung ist die Häutung der Oberhaut? Nachdem unter der abgeworfenen Epidermis schon ein Ersatz in Form neuer Oberhaut vorbereitet ist, handelt es sich offenbar um ein Ersatzgeschehen, um eine Regeneration oder einen restitutiven Regulationsvorgang.

Ich brauche gar nicht weiter auszuführen, daß die Häutung in meinen Versuchen tatsächlich alle charakteristischen Merkmale eines Restitutionsvorganges bietet. Die Bildung der neuen Oberhaut zeigt, daß es sich um die Wiederherstellung der typischen Organisation handelt. Die Ursache der Wiederherstellung — der absolute Hunger — ist atypisch; der Weg, auf welchem dieser Faktor wirkt, ist selbstverständlich abweichend von dem Wege, auf welchem sich die physiologische periodische Häutung vollzieht, denn die dieser Änderung unterworfenen Tiere befinden sich in keinem Hungerzustande. Aron (1913) gibt an:

---

[1]) Siehe Arch. f. Entw.-Mech. Bd. 21. 1906. S. 306 ff. — Bd. 42. 1917. S. 523 ff. u. S. 671 ff. u. S. 705 ff.

»Wird die gesamte Nährstoffzufuhr beschränkt, so können die Wachstumsprozesse nicht mehr in den normalen Bahnen verlaufen, auch wenn alle notwendigen Baustoffe in der Nahrung enthalten sind« (Biochem. d. Wachst. 1913, S. 58).

Um so weniger ist dies freilich der Fall, wenn die Ernährung absolut eingestellt wird. Das Ergebnis aber, das auch durch absolute Hungerung erreicht wird, ist typisch: die Wiederherstellung der typischen Oberhaut. Was nun den dritten Umstand betrifft, nämlich, ob die Restitution mit Rücksicht auf das Ganze geschieht, so scheint mir dies völlig klar zu sein, insbesondere im Hunger, der die Dauerfähigkeit des Ganzen bedroht. Trotzdem dauert die Häutung weiter, ja sie beschleunigt sich noch. Übrigens werde ich gerade zu diesem Punkte noch im Laufe meiner Darlegungen zurückkehren.

Man unterscheidet die physiologische Regeneration von der akzidentellen. Die letztere unterscheidet sich von der ersteren durch ihre größere Schnelligkeit. Es kann somit behauptet werden, daß die absolute Hungerung eine Methode zur Hervorrufung der akzidentellen Regeneration der Oberhaut sei. Diese Methode ist ungewöhnlich schonend, weil sie mit den Hilfsmitteln des Organismus selbst arbeitet, indem sie ein Geschehen, das auch natürlich abläuft, nachahmt und beschleunigt. Nachdem die Hungerung ein analysierbarer Faktor ist, so bietet sie auch die Möglichkeit, die Art seines Wirkens und damit auch die Ursachen der Restitution der Oberhaut zu erkennen.

Vermittels der absoluten Hungerung vermag man also den Restitutionsvorgang zu beschleunigen. Nach Przibram, welcher sich mit dem Studium der Regenerationsvorgänge viel befaßt hat, beruht die Regeneration auf beschleunigtem Wachstum. Wird die Häutung durch die absolute Hungerung um 100% beschleunigt, so muß auch das Wachstum der Oberhaut um 100% beschleunigt werden. Da nach den Untersuchungen von Rubner das Wachstum als Funktion der Assimilation aufzufassen ist — am besten geht dies aus dem Umstande hervor, daß der Mangel an einzelnen Bausteinen der Eiweiße genügt, um das Wachstum zum Stillstande zu bringen — so muß geschlossen werden, daß die absolute Hungerung den Stoffwechsel der Haut um 100% steigert.

1. Wollen wir nun in Erfahrung bringen, welche Ursachen auf Grund des durch Hungerung gesteigerten Stoffumsatzes die beschleunigte Häutung der Tiere herbeiführen, so haben wir uns vor allem die Folgen der Hungerung für den Organismus überhaupt vor die Augen zu führen. Die bedrohte Dauerfähigkeit nötigt den Organismus, die Einstellung der Nahrungszufuhr, welche ihm das Material und die Energie zu allen Lebensfunktionen bietet, dadurch zu paralysieren, daß er einesteils seinen gesamten Bedarf auf das Minimum einschränkt (zu sparen beginnt), anderenteils denselben aus eigenen Mitteln bestreitet. Er verdaut alle Reservestoffe und wenn dieselben erschöpft sind, so greift er die Substanz seiner eigenen Bauelemente an. Nicht alle Teile leiden durch den Hunger in der gleichen Weise. Einzelne, für das Leben weniger wichtige, schmelzen fast gänzlich ein (z. B. das Verdauungssystem, die Körpermuskulatur) und ihre Substanz wird zur Ernährung der anderen wichtigen Teile (Zentralnervensystem, Herz) verwendet. Diesen letzteren Teilen müßte dem Angeführten gemäß auch die Oberhaut der erwachsenen Amphibien zugezählt werden, denn ihre Erneuerung geschieht, wie schon erwähnt wurde, die ganze Zeit der protrahierten Hungerung hindurch bis zum letzten Lebenstage.

Nun entsteht für uns die wichtige Frage, warum die Haut für den hungernden Organismus eine solche Wichtigkeit besitzen sollte, daß ihre Ernährung in gesteigertem Maße auch noch zu einer Zeit bestritten wird, zu welcher andere scheinbar wichtigere Organe, wie das Verdauungssystem und die Muskulatur fast zur Gänze aufgezehrt sind? Diese Frage werden wir freilich nicht in teleologischem Sinne beantworten, das würde unseren Hauptproblemen geringen Nutzen bringen — im Gegenteil werden wir eine kausale Antwort suchen, indem wir den Ursachen dieser Aktivität, dieser dauernden Ernährung nachgehen werden.

Unterwerfen wir die Oberhautelemente nach dieser Seite hin dem Studium, so beobachten wir bei hungernden Tieren vor allem eine Vermehrung des Chromatins, weiterhin öfter bis in die oberen Schichten des Stratum germinativum vorgeschobene, in dessen untersten Schichten freilich besonders zahlreiche Mitosen — beides Erscheinungen, welche mit der Vermehrung der Zellen zu regenerativen Zwecken zusammenhängen. Die Vermehrung der Zellen setzt Assimilation und daher erhöhte Zufuhr von Nahrungsstoffen voraus; in erster Linie kommen dabei freilich Eiweißstoffe in Betracht.

Bereits in den ersten Monaten der Hungerung kann man weiterhin eine oftmals bedeutende Vermehrung des Pigments konstatieren. Das Pigment wird im Zellkörper gebildet, an dessen Peripherie es Körnchenkränze bildet, so daß die einzelnen Zellen des Stratum germinativum durch Pigmenthöfchen gegenseitig abgegrenzt erscheinen; die Pigmentschicht der obersten Schicht des Coriums wird mächtiger und wenn der Hunger länger andauert, so unterliegt selbst das Bindegewebe der tieferen Coriumschichten einer Umwandlung in Pigmentkörner. Das Hautpigment ist albuminogenen Ursprungs, entsteht durch Umwandlung des Protoplasmakörpers der Oberhautzellen und erfordert zu seiner Bildung Eiweißzufuhr.

Aber der Vorgang der Restitution der Oberhaut ist nicht nur in einer Vermehrung der lebenden Substanz begründet, sondern erfordert noch ein Geschehen, nämlich die Verhornung der äußersten Schicht. Solange die Verhornung nicht beendigt ist, solange bildet sich kein Exuvium, welches eben aus den verhornten Teilen der Oberhaut besteht und solange kein solches gebildet ist, kann es auch zu dessen Abschürfung — der Häutung nicht kommen. Die Verhornung bildet also eine Voraussetzung der Häutung. Die Haut absolut hungernder Tiere bietet in bezug auf den Keratinisierungsvorgang interessante Bilder, welche für eine ungewöhnliche Intensität dieses biochemischen Prozesses Zeugnis ablegen. Man findet oftmals drei vollständig verhornte Schichten übereinander, alle sozusagen vorbereitet, um sich eine nach der anderen schnellstens abzuschälen und die unter ihnen liegende Schicht ist schon von Eleidin durchtränkt, also geradezu auf dem Sprunge zur Verhornung, so daß oftmals nur eine einzige — die unterste — Schicht der Zellen des Stratum germinativum normales Aussehen darbietet und regenerativer Vermehrung fähig ist.

Das Keratin ist ein Albuminoid, eine ungewöhnlich resistente, also ungemein kondensierte Eiweißverbindung. Zu ihrer Bildung ist Eiweißzufuhr unbedingt notwendig. Wenn die Keratinisierung im Hunger so überstürzt ist, so kann wohl geschlossen werden, daß diese Zufuhr eine große Steigerung erfahren hat.

Somit erfahren wir, daß der ganze morphogene Vorgang der Oberhauterneuerung durch die erhöhte Zufuhr der Eiweißstoffe im Hunger verursacht werde. Die Zufuhr ist aus dem Grunde erhöht weil 1. neue Zellen gebildet werden; das heißt soviel, als daß eine große Menge Plastin neu gebildet wird, welches einen großen Teil des Zellkörpers ausmacht. Ich habe (1908) zeigen können, daß das Plastin eine den Gerüsteiweißen (Albuminoiden) nahe Substanz sei, welche durch Assimilation und Kondensation zustande kommt. Zu gesteigerten Kondensationsvorgängen ist natürlich mehr Material nötig, als zur gewöhnlichen Assimilationsproduktion. 2. weil Pigment und 3. weil Keratin gebildet wird. Auch diese Substanzen bilden sich durch Assimilation und Kondensation; sie sind noch vielmehr kondensiert als das Plastin, sie sind Eiweißverbindungen und erfordern daher viel Eiweißmaterial.

Daß eine so große Zufuhr von Eiweißstoffen im hungernden Organismus möglich ist, begreifen wir leicht. Der Organismus darf nicht unter ein bestimmtes Maß der Aufnahme von Eiweißstoffen sinken, wenn er sich erhalten soll. Dieses Minimum muß er sich selbst im Hunger verschaffen, freilich aus seinen eigenen Vorräten. Soll ein wachsender Teil, wie in unserem Falle die Oberhaut, versorgt werden, so muß freilich eine größere Menge Eiweißstoffe frei werden, weil sie nicht bloß zum Ersatze des durch die Funktion verbrauchten, sondern noch darüber dem Wachstum, d. h. der Neubildung lebender Substanz und Kondensationsvorgängen dienen muß. Das Freiwerden der Eiweißstoffe wirkt jedoch auf den Organismus in ähnlicher Weise wie die Zufuhr von Eiweißstoffen von außen, durch die Nahrung und die letztere hat bekanntlich eine Steigerung des Stoffumsatzes überhaupt, eine solche der Eiweißstoffe jedoch insbesondere zur Folge.

Warum aber gerade die Oberhaut ein Ort hohen Eiweißverbrauches ist, wurde schon kausal erklärt: sie ist ein Ort der Neubildung lebender Substanz und bildet sehr kondensierte Assimilationsprodukte: das Plastin, das Pigment und hauptsächlich das Keratin, Und die Ursache, daß die Eiweißstoffe zur Oberhaut vordringen, um dem Bedarf der letzteren zu genügen, ist der Umstand, daß sie daselbst Verwendung finden. Die Verwendung ist nur durch Assimilation möglich, die Assimilation aber ist möglich nur auf Grund der spezifischen Konstitution des Protoplasmas der Oberhautzellen; diese Konstitution muß morphochemischen Charakters sein, weil sich das Protoplasma selbst auf Grund seiner eigenen Stoffwechselvorgänge in Keratin umwandelt und dabei Strukturen bildet.

Somit begreift man nun: je größer die Zufuhr von Eiweißstoffen, desto mehr Keratin wird gebildet und desto schneller erfolgt seine Bildung. Je mehr Keratin aber gebildet wird, desto öfter ist die Häutung.

Der ganze Vorgang der Häutung kann also aus morphochemischen in der Oberhaut verlaufenden Vorgängen begriffen werden. Den Determinationsfaktor stellt die spezifische Struktur des Protoplasmas der Oberhautzellen dar, den Realisationsfaktor der das Baumaterial herbeischaffende Stoffwechsel.

Dieser Schilderung gemäß stellt sich auch die Restitution der Oberhaut als funktionelle Anpassung, als bloße Reaktion auf bestimmte physiologische Bedingungen dar — somit behält Roux Recht, daß die Regulationsfähigkeit eine Fähigkeit der einzelnen Elementarfunktionen des Protoplasmas ist, sich Änderungen der Außenbedingungen — hier der Assimilation — anzupassen — und wäre dieselbe soweit durch Zurückführung auf biochemische Vorgänge vollständig mechanistisch begreiflich.

Trotzdem könnte der oben zitierte Einwand Drieschs gegen die Versuche Childs zur Geltung gebracht werden, daß nämlich die von mir gewonnenen Versuchsresultate die Restitution nicht restlos zu erklären vermögen, weil sie die erste Entstehung des Restitutionsgewebes und die ersten Stufen ihrer Differenzierung, welche früher zustande kommen als die Funktion, nicht erklären. Tatsächlich sind die angeführten Versuche dazu nicht imstande; die von Driesch aufgeworfene Frage behandeln jedoch jene meiner Versuche über die absolute Hungerung, welche ich an jungen Larven angestellt habe.

Solche Larven kann man solange hungern lassen, als sie am Leben bleiben, niemals kommt es zu einer Häutung. Doch bildet ihre Oberhaut auch keine Keratinaußenschicht. Es kann zwar festgestellt werden, daß der Hunger auch bei den Larven den Stoffwechsel bedeutend steigert und daß diese Steigerung vor allem den Eiweißstoffwechsel betrifft.

Das ist durch einen Vergleich des Grades der histogenetischen Differenzierung verschiedener Organsysteme von Larven, welche gemischte, vorwiegend pflanzliche Nahrung erhalten haben mit dem Grade derselben bei gleichaltrigen absolut hungernden Larven festzustellen. Es ergibt sich dabei, daß die Organe der hungernden Larven weiter differenziert sind, ein Umstand, welcher nur von der Steigerung des Stoffumsatzes durch den Hunger abzuleiten ist. Aber die durch diese Steigerung des Stoffwechsels gewonnenen Eiweißstoffe werden eben zu der Entwicklungsarbeit, zur Bildung der lebenden Substanz der Organe fast des ganzen Körpers — mit Ausnahme der Haut verwendet. Die Haut der hungernden Larven entwickelt sich nicht weiter, sie bleibt dünn, die Oberhaut baut sich nicht in mehreren Schichten auf, ja es ist — wie die Chromatinarmut derselben hinweist[1]), nicht so unwahrscheinlich, daß sie auch noch als Quelle dient, aus welcher die besser gestellten Teile des Körpers schöpfen. Dabei muß man im Auge behalten, daß diese hungernden Larven, obschon die Entwicklung der Mehrzahl chrer Organe fortschreitet, doch klein bleiben und bei ihrem Tode (sie ertragen den Hunger etwa 14 Tage lang) viel kleiner sind als die gleich alten gefütterten, in ihrer Entwicklung weniger fortgeschrittenen Kontrollarven.

Die Oberhaut der Larve unterscheidet sich von der Oberhaut des erwachsenen Tieres dadurch, daß die letztere Keratin bildet, die erstere aber nicht.

Studiert man den Vorgang der Verhornung der Oberhaut, welcher zugleich ihre histogenetische Differenzierung darstellt, so bemerken wir, daß sich die Verhornung nicht explosiv, sondern in Etappen vollzieht, welche auch morphologisch sehr gut gekennzeichnet sind. Jedes Stadium dieses Gesamtvorganges; die Bildung des Keratohyalins, des Eleidins, des Pareleidins und schließlich des Keratins besitzt seine morphologischen und chemischen Merkmale, es handelt sich somit insgesamt um morphochemische Erscheinungen, wie ich ähnliche Vorgänge (1907) bezeichnet habe. Diese Erscheinungen sind durch

[1]) Siehe Růžička, Das Chromatin und Plastin in ihren Beziehungen zur Regsamkeit des Stoffwechsels. Festschrift für R. Hertwig. I. 1910. Fischer, Jena.

die Unzertrennlichkeit der chemischen und morphologischen Merkmale gekennzeichnet; sobald das eine sich ändert, ändert sich auch das andere. Diese Vorgänge bilden die Grundlage der Erscheinungen des morphologischen Metabolismus des Protoplasmas, von welchem ich von Beginn (1906) an dargelegt habe, daß sie vollständig, d. h. in allen ihren Komponenten chemisch bedingt sind.

Die Differenzierung der Oberhaut kann als ein klassisches Beispiel der in die Kategorie des morphologischen Metabolismus des Protoplasmas fallenden Erscheinungen hingestellt werden. Wenn ich nun behaupte, daß dieselbe vollständig chemisch determiniert ist, so bin ich mir des weitgehenden dieser Behauptung voll bewußt. Doch bin ich imstande dieselbe durch verschiedene Momente zu stützen.

Voraussetzung der Keratinisation ist die spezifische Struktur der Zellen des Stratum germinativum. Dieselbe bildet den Determinationsfaktor des morphochemischen Vorganges, welcher in Bewegung gesetzt wird, sobald auf die spezifische Struktur der Stoffwechsel zu wirken beginnt, welcher das assimilationsfähige und das, was die Reaktivität (besondere Konstitution) jener spezifischen Struktur zu »realisieren« gestattet: das Keratohyalinstadium nämlich, realisierende Material mitführt. Das letztere Stadium ist wiederum durch eine bestimmte spezifische Struktur ausgezeichnet, welche wiederum das bestimmt, was der Stoffwechsel zu »realisieren« vermag, nämlich die spezifische Struktur des Eleidinstadiums usw., bis schließlich die spezifische Struktur des Keratohyalinstadiums »realisiert« wird. Meinen Versuchen gemäß, wird die Bildung dieser letzteren Struktur wahrscheinlich durch lokale Hungerung verursacht, welche durch die eigenen Stoffwechselvorgänge der Oberhautzellen verschuldet wird. Man muß nämlich im Auge behalten, daß die Keratinschicht abgestorben, die Schicht des Stratum germinativum jedoch lebendig ist. In der letzteren ist das meiste Chromatin zu beobachten, außerdem Mitosen, vergrößertes Volum der Zellen, Beginn der Keratohyalinbildung — sämtlich Belege für einen gesteigerten Stoffumsatz. Diese Steigerung liegt nahe, wenn man bedenkt, daß das Stratum germinativum unmittelbar an die Quelle aller Nährlösungen des ganzen Oberhautgewebes: die Blut- und Lymphgefäße des Koriums stößt. Je weiter sich die

Oberhautzellen von dieser Quelle entfernen und je mehr schwerlösliche durch den Stoffwechsel entstehende Stoffe in ihnen angehäuft werden, desto geringer wird ihr Chromatingehalt. Schließlich fallen zugleich mit dem Aufhören der Chromatinbildung auch die Kerne dem Schwunde anheim; ich habe deshalb die Kerne als funktionelle gestaltliche Anpassung des Zellkörpers an die Bildung des Chromatins bezeichnet. Alle die geschilderten Erscheinungen sind als Zeichen der Herabsetzung und Sistierung der Stoffwechselvorgänge anzusehen, welche durch die Anhäufung schwer angreifbarer Stoffwechselprodukte verursacht worden ist. Der letztere Umstand macht nämlich den Stoffumsatz unmöglich; denn gleichzeitig mit den obzitierten Vorgängen verhornt das Protoplasma, verwandelt sich in eine infolge ihrer Kondensation schwer zersetzbare Substanz, welcher infolgedessen der Stoffumsatz unmöglich gemacht wird und welche daher dem natürlichen Tod unterliegt.

Der Vorgang der Oberhautdifferenzierung erweist sich somit als ein zwar in bedeutendem Maße kompliziertes, jedoch aus der Biochemie durchaus begreifbares Geschehen.

Denn, obschon uns die näheren Umstände des Überganges aus einem Stadium der Keratinisation in das andere bis jetzt nur sehr wenig bekannt sind, so ist doch soviel sicher, daß das eine Stadium in das andere nur durch die Wirkung des an sich keinen spezifischen Charakter tragenden Stoffwechsels übergeht und daß der Stoffwechsel also **zugleich die Spezifität des folgenden Stadiums bildet,** in dem er gleichzeitig sowohl als realisierender, als auch als determinierender Faktor auftritt. Die Biochemie ist zugleich Morphochemie.

Den besten Beweis hierfür liefern eben die Larven, welche unfähig sind zu häuten, weil sie die Fähigkeit, das Keratin zu bilden, nicht besitzen. Daran ist, wie begründeterweise angenommen werden darf, der Mangel an geeigneter spezifischer Struktur des Protoplasmas der Oberhautzellen schuld. Läßt man sie absolut hungern, so gehen sie früher zugrunde als es zur Bildung jener Struktur kommen kann; das wird wahrscheinlich durch den Umstand verursacht, daß sich die Oberhaut der Larven passiv verhält, indem sie vielleicht sogar zur

Ernährung anderer Teile dient. Man braucht jedoch diese Larven nur ausschließlich mit Weizenstärke zu füttern, um zu erzielen, was der absoluten Hungerung nicht möglich ist. Die mit Weizenstärke gefütterten Larven hungern nämlich auch, aber die Eiweißspuren, welche dieser Stärke stets beigemischt sind, genügen, um sie viel länger am Leben zu erhalten. Es gelingt dann, sie bis zur Metamorphose und damit zur Erreichung der für die Keratinbildung unbedingt nötigen spezifischen Struktur zu bringen, womit die Hauptbedingung der Häutung erfüllt wird.

Daß nur der Stoffwechsel zur Bildung der notwendigen spezifischen Struktur führen kann, geht daraus hervor, daß diese Struktur unbedingt chemischen (und freilich, da es sich um ein morphochemisches Geschehen handelt, auch morphologischen) Charakter besitzen muß, der nur durch chemische Mittel erreicht werden kann. Vielleicht würde für jene Struktur die Bezeichnung »morphochemische Konstitution« passend sein.

Wie der Stoffwechsel eine solche Änderung der morphochemischen Konstitution des lebenden Körpers bewirken kann, daß daraus wichtige biologische Konsequenzen resultieren, zeigt das Beispiel der Fettbildung während der Zeit vor der Geburt, welche bei gewissen homoiothermen Tieren vollzogen wird. Erst wenn es mit Fett versehrt ist, wird das Tier fähig, seine Temperatur nach Bedarf zu regulieren; wenn es sich aber von dem Mutterkörper scheidet, so muß es diese Regulation selbst besorgen. Nach der Geburt ändert sich die relative Fettmenge nur noch ganz wenig.

Ein anderes Beispiel bietet der Knorpel. Der junge Knorpel besitzt eine homogene Grundsubstanz, welche sich ähnlich färbt wie das Chondrin des erwachsenen Knorpels und die aus Chondromukoid, Chondroitinschwefelsäure und Kollagen besteht; erst später differenziert sich in derselben ein Balkenwerk, welches das Albumoid enthält. Offensichtlich geht hier die chemische Wandlung Hand in Hand mit der morphotischen.

Zum Schlusse sei noch ein Fall von nicht geringem Interesse erwähnt. Mendel, der bekannte amerikanische Forscher, der sich auf dem Gebiete der Erforschung der Chemie der Entwicklung hervorragend betätigt hat, machte die Erfahrung, daß das Gliadin, ein Eiweißkörper aus Getreidesamen, zum Ersatze des Eiweißbedarfs beim Wachstum keinesfalls, dagegen aber zum Ersatze des Verbrauchten bei erwachsenen Tieren selbst im Falle einer Regeneration oder der Trächtigkeit, in welschen Fällen also viel neue lebendige Substanz gebildet wird, vollständig hinreicht. In diesem Falle ist es völlig klar, daß das Gliadin von dem wachsenden Tiere nur deshalb nicht assimiliert wird, weil dessen Protoplasma die notwendige morphochemische Struktur, die erst im erwachsenen Körper zugegen ist, abgeht. Es muß sich tatsächlich um eine morphochemische Struktur handeln, weil die Assimilation in Frage kommt und gleichzeitig leuchtet es ein, daß sie nur durch den Stoffwechsel im Laufe der Entwicklung zustande kommen kann. Zugleich ergibt sich aus dem Befunde Mendels, ebenso wie aus meinen obzitierten Ergebnissen, daß die Assimilation nicht das ganze Leben lang in demselben gleichgebauten Molekularkomplexe vor sich geht, sondern daß sich der Assimilationskomplex ändert (was nach Roux die Ursache des reinen Alterstodes ist).

Dem Angeführten gemäß erscheint es mir völlig offenbar, daß der Stoffwechsel, welcher von einer bestimmten morphochemischen Konstitution eines lebenden Systemes ausgeht, durch die Reaktionen, die er in derselben zustande bringt, je nach dem chemischen und physikalischen Charakter dieser Konstitution nicht nur ihre assimilativen Vorgänge zu erhalten, sondern außerdem noch gleichzeitig Änderungen zu veranlassen vermag, welche die Ausbildung einer neuen morphochemischen Konstitution herbeiführt, in welcher dann weiter assimiliert wird, welche neue Spezietät besitzt und neuer Wandlungen fähig ist. Der Stoffwechsel wirkt somit nicht nur als realisierender, sondern auch als determinierender Faktor, so daß mit Recht behauptet werden kann, daß die Erscheinungen des morphologischen Metabolismus chemisch vollständig bestimmt sind. Das gilt nun aber auch von der Differenzierung der Oberhaut.

Wie sich diese Vorgänge des Näheren verwirklichen, um was für chemische und physikalische Vorgänge es sich dabei im einzelnen handelt, dies alles feststellen zu wollen, wäre sehr vorzeitig, das muß weiteren Forschungen überlassen werden. Daß aber diese Vorgänge tatsächlich in der angegebenen Weise vor sich gehen, das wurde durch die obangeführten Beispiele und Versuche bewiesen. Sie erinnern an gewisse aus der Chemie bekannte Erscheinungen, wie z. B. an die Entstehung optisch aktiver Stoffe aus optisch inaktiven oder an die asymmetrischen Synthesen, von welchen E. Fischer den Ausspruch getan hat, »daß ein aktives Molekül dann ein zweites erzeugt hat«. Ich glaube nicht fehl zu gehen, wenn ich der Ansicht Ausdruck verleihe, daß gerade die Oberhaut in ihrer histochemischen und tinktoriellchemischen Durchforschung eines der besten Beispiele bietet, um auch in die Einzelvorgänge des besprochenen Geschehens einzudringen.

Auf Grund des Angeführten kann die folgende Behauptung aufgestellt werden: Es ist möglich, auch die erste Entstehung des Restitutionsgewebes und die ersten Stufen seiner Differenzierung, welche noch vor Beginn seiner Funktion entstehen, mechanistisch aus biochemischen Vorgängen zu erklären und damit den von Driesch den Versuchen Childs entgegengestellten Einwand zu entkräften.

IV.

Unter den Hauptfragen, welche sich bei der Erörterung des Determinationsproblems, an dessen Lösung das Studium eines jeden Entwicklungsgeschehens Interesse hat, eröffnen, nehmen eine hervorragende Stelle ein:

1. Die Frage nach der Art der bei der Determination der Entwicklung wirksamen Kräfte und
2. die Frage nach dem Orte, von welchem die Wirkung dieser Kräfte ausgeht, wo sie ihren Sitz haben.

Die erste Frage wurde im vorigen Kapitel besprochen. Wenden wir uns nunmehr der zweiten zu.

Dieselbe spitzt sich, nachdem wir die Determination eng verknüpft finden mit den Vererbungsprozessen, zur Frage nach dem Sitze der »Erbsubstanz« zu.

Es ist nicht meine Absicht die Geschichte dieser Frage hier aufzurollen, ich möchte vielmehr etliche eigene Versuche zu dieser Frage mitteilen, welche vielleicht die Lösung des aufgeworfenen Problems bringen.

Bekanntlich stehen noch immer zwei Ansichten über den Sitz der »Erbsubstanz« einander gegenüber. Während man früher geneigt schien, den Sitz der Erbsubstanz allein in den Zellkern, insbesondere in dessen Chromatin, zu verlegen, bricht sich, wie es scheint, nunmehr die Meinung, daß sowohl der Kern, als auch der Zelleib Sitz der Vererbungskräfte sind, immer mehr Bahn. Haecker (1902, 1911) und ich (1906/7, 1908, 1909) haben diesbezüglich auf das Plastin (Achromatin) als dasjenige Element, welches sowohl im Kern, als auch im Cytoplasma zugegen ist und die Einheit der Zelle verbürgt, hingewiesen. Doch hat Haecker dem Kern in den Einzelheiten noch immer die Führerrolle zugesprochen. Dagegen habe ich auf Grund von Beobachtungen, welche an sporenbildenden Bakterien angestellt wurden und darin gipfelten, daß 20 Jahre alte Sporen (des *B. Tetani*), welche kein Chromatin besitzen, trotzdem aber doch imstande sind, virulente typisch gebildete vegetative Individuen hervorgehen zu lassen, den Ausspruch getan, »das Sporenplastin stellt nämlich den ganzen Organismus dar; derselbe müßte als Erbmasse fungieren« (Arch. f. Entw.-Mech. XXVI 1918, S. 689).

Diese Ansicht wurde durch neuere Versuche von mir (1914, 1917) vollständig bestätigt. Ich konnte nämlich durch künstliche Hungerung, bewirkt durch Haltung auf nährstoffreien Substraten in erhöhter Temperatur) die Sporen ihres Chromatins berauben. Die chromatinfreien Sporenschatten waren aber noch fähig neu aufzukeimen. Nach den landläufigen Definitionen muß, da die Spore kein anderes Chromatin besitzt und sie doch die Vererbung vermittelt, das Chromatinkorn derselben als Idiochromatin angesehen werden. Diese Behauptung wurde auch oft ausgesprochen, indem man es mit dem Zellkern identifizierte, (Vcjdovsky, Kruis u. a.). Durch Hungerung vermag man jedoch wie meine Versuche nunmehr ergaben, dieses vermutliche Idiochromatin zum vollständigen Schwunde zu bringen. Trotzdem ergibt der Zucht- und Tierversuch, daß die chromatinlose Spore soweit konstatierbar alle Potenzen des künftigen Bakterienindividuums besitzt.

Somit stellt das Gesamtplasma der Spore ihre Vererbungssubstanz dar.

Dieser Schluß ist sehr wichtig und ich glaube in ihm die prinzipielle Lösung der Frage nach dem Sitze der Erbsubstanz erblicken zu dürfen.

Godlewski hat zwar (Das Vererbungsproblem im Lichte der Entwicklungsmechanik 1909, S. 246) eingewendet, daß es nicht statthaft ist, die bei den Beobachtungen an Bakterien gewonnenen Schlüsse auf die Metazoën zu verallgemeinern. »Der Unterschied zwischen diesen Gruppen ist zu tiefgreifend, und deswegen hat für unser Problem der Vererbung bei Metazoën die Bestätigung[1]) dieser Anschauung bei Bakterien nur sekundäre Bedeutung.« Es ist im allgemeinen richtig, daß man durch spezielle Untersuchungen gewonnene Resultate nicht verallgemeinern soll. Diese Beschränkung gilt natürlich nicht nur in bezug auf Protisten und Metazoën, sondern auch innerhalb der Metazoa selbst. Unzweifelhaft sind auch Echinodermen und Mensch himmelweit voneinander entfernt. Man muß aber bei jeder Verallgemeinerung im Auge behalten, was für eine Erscheinung sie betrifft und wie weit sie in der Analyse der letzteren vordringt. Handelt es sich um eine Erscheinung von allgemeiner Bedeutung und hält sich die Verallgemeinerung noch innerhalb der Grenzen des Gemeinsamen, so muß sie zweifellos gestattet sein. Nun aber steht fest, daß die Tatsache der Vererbung eine universelle ist und daß daher eine gemeinsame Grundlage des Vererbungsprozesses hochwahrscheinlich ist. Allgemein wird zugegeben, daß eine Theorie der Vererbung universell sein müßte und das Streben der Wissenschaft geht auch ganz offensichtlich diesem Ziele nach. Ist dies aber der Fall, dann kann die von mir an den Bakterien gewonnene Schlußfolgerung für die Theorie der Vererbung sehr wohl eine prinzipielle Bedeutung erlangen.

Wir müssen uns nur klar darüber werden, was es heißt, einem Befunde prinzipielle Bedeutung beizumessen. Meiner Meinung nach

[1]) Ohne in Kleinlichkeiten übergehen zu wollen, möchte ich doch hervorheben, daß meine Bakterienuntersuchungen keine Bestätigung der Befunde Godlewskis (1906) bilden, da sie, wo nicht früher, sicherlich zumindest gleichzeitig mit den seinen publiziert (1906) und selbständig an weit von den seinen entfernten Objekten und bei Gelegenheit der Bearbeitung ganz anderer Probleme gewonnen worden sind.

kann eine derartige Bedeutung nur solchen Befunden beigemessen werden, welche irgendeine Gesetzmäßigkeit enthüllen. Gesetzmäßiges Geschehen ist jedoch ein solches, welches unter bestimmten Bedingungen ausnahmslos stattfindet. Nach den gewiß maßgebenden Definitionen von Roux gelangen wir zur Kenntnis der Gesetze auf dem Wege kausaler Forschung. Prinzipiell sind weiterhin solche Befunde zu nennen, welche in einer Frage eine allgemein gültige Lösung ermöglichen.

Nun kann aber gar nicht bezweifelt werden, daß meine obzitierte Schlußfolgerung auf dem Wege der kausalen Forschung gewonnen worden ist. Während die deskriptiven Forscher dem Chromatin bei verschiedenen biologischen Prozessen (Teilung, Differenzierung, Ernährung, Vererbung usw.) eine aktive Rolle zugeschrieben haben, haben meine kausalen Forschungen als wahrscheinlich ergeben, daß dasselbe eine passive Substanz sei, welche keinerlei Funktion beherrscht, sondern im Gegenteil im Verlaufe der Funktion durch Stoffwechselvorgänge aus dem Plastin gebildet wird. Diese Erkenntnis gilt unter bestimmten Bedingungen ganz allgemein, sie trägt somit gesetzmäßigen Charakter. Findet sich nun ein Objekt, bei welchem die allgemeine Bedeutung dieser Erkenntnis klar aufgezeigt werden kann, so kann, meiner Meinung nach, einem solchen Nachweise die prinzipielle Bedeutung nicht abgestritten werden.

Daß die Frage der Erbsubstanz eine Frage der allgemeinen Biologie ist, wird wohl niemand bezweifeln. Keinesfalls ist die Frage der Vererbung ein nur bei den Metazoën in Frage kommendes Problem. Eine solche Meinung wäre bloß eine unrichtige Auffassung der Weismannschen Behauptung von der Bedeutung der Amphimixis für die Vererbung. Indem ich auf meine Ausführungen zu diesem Thema vom Jahre 1909 (Erbsubstanz und Vererbungsmechanik) hinweise, muß ich darauf bestehen, daß meine positiven Befunde an den Bakterien für die Lösung des Problems der Erbsubstanz prinzipielle Bedeutung besitzen.

Es wäre gewiß verfehlt, wenn man in bezug auf die diskutierte Frage zwischen den Protisten und den Metazoën eine künstliche Scheidewand ziehen wollte. Godlewski selbst erkennt ja (S. 20 seines Buches) in Übereinstimmung mit Jennings an, daß sich das Vererbungsproblem bei den sich vegetativ vermehrenden Protozoën von demselben Problem bei den Metazoën in Nichts unterscheidet. Ich behaupte, daß dies auch für die Protophyten Geltung hat. Verhält sich das aber tatsächlich so, so kann man einem Befunde bei einer von diesen Gruppen in bezug auf die zweite nicht eine bloß sekundäre Bedeutung beimessen, sobald er eine einheitliche Lösung ermöglicht.

Die Vererbung ist zweifellos ein Geschehen, das jeden lebenden Körper auszeichnet. Wir dürfen ja diese Erscheinung nicht bloß auf die morphologischen Merkmale beziehen, sondern müssen sie auch bei den funktionellen im Auge behalten. Die Vererbung gibt sich nicht bloß bei der Entwicklung, sondern auch in jeder Funktion, kurz in jeder Manifestation des Art- oder Individualgesamtcharakters des Organismus kund.

In diesem Sinne sind die Vererbungserscheinungen, soweit unsere Kenntnisse reichen, in allen organischen Reichen vollständig analog. Könnte man nun auch in der Frage der Lokalisation der bei denselben tätigen Kräfte (mit anderen Worten: der Lokalisation der Erbsubstanz) eine Vereinigung auf gemeinsamer Grundlage erzielen, so hätte dies unbestreitbar eine prinzipielle Bedeutung.

Diese Vereinheitlichung ist aber eben auf Grund meiner Befunde an den Bakterien möglich.

Bekanntlich hat Godlewski (1906) bei der Befruchtung von Seeigeleiern mit Crinoideensperma konstatiert, daß trotz innigster Vereinigung der Kerne und Beteiligung des Crinoideenchromatins an der Furchung, Larven zur Entwicklung kamen, welche rein mütterliche Eigenschaften zeigten. Noch wichtiger ist jedoch, daß Godlewski durch Befruchtung kernloser Fragmente von Seeigeleiern mit Crinoideensperma dasselbe Resultat erzielt hat.

Diese Versuche, welche auf eine direkte Beteiligung des Cytoplasmas an der Vererbung ohne Mitwirkung des Kernes hinweisen, erfuhren keine einheitliche Aufnahme und Deutung, so daß sie die Frage der Lokalisation der Vererbungskräfte keineswegs definitiv lösen.

Immerhin kann man, wenn man sich die Tatsache vor die Augen hält, daß die Kontinuität des Kernes durch das Plastin herbeigeführt wird und daß dieser Umstand auch für das Cytoplasma, welches ja zu einem großen Teil aus Plastin besteht, zutrifft, zu einer einheitlichen Auffassung sowohl der Resultate Godlewskis, als auch der Fälle, in welchen Kern wie Cytoplasma in gleicher Weise beteiligt erscheinen, gelangen, wie ich schon 1909 angeführt habe.

Den Beweis dafür bieten neue (im Jahre 1915 vollendete) Versuche von mir, als deren Objekt ich Froschleukozyten gewählt habe.

Ich kann diese Versuche hier unmöglich in Extenso anführen, das wird, wie ich schon einmal (1914) gemeldet habe, an einem geeigneteren Orte geschehen. Für die Zwecke der vorliegenden Publikation genügt es auch, die Resultate derselben kurz zu erwähnen[1]).

Durch Einlegen steriler Badeschwammstückchen in den Lymphsack von Winterfröschen gesammelte Leukozyten habe ich in sterile isotonische Kochsalzlösung übertragen, durch Umrühren in derselben gleichmäßig verteilt und dann in sterilisierte, lang (30—35 cm) ausgezogene, in der Mitte ausgebauchte Glaspipetten gefüllt. Die offenen Enden derselben wurden hierauf zugeschmolzen und die Pipetten in in einem Thermostat bei 37° C aufgestellt. In verschiedenen Intervallen wurden dann die Pipetten geöffnet und ihr Inhalt zum Teil im lebenden Zustande beobachtet, zum Teil zu mikroskopischen Präparaten verarbeitet.

Solcherweise zeigte sich, daß in geeigneten Fällen — solche sind nach meinen Versuchen nur diejenigen, in welchen die den Pipetten entnommenen, lebenden Leukozyten lebhafte, der Norm gegenüber wesentlich gesteigerte Beweglichkeit aufweisen — dass die Leukozyten im Laufe des beschriebenen Versuches in kurzer Zeit ihre Kerne einbüßen. Die Kerne zerfallen nämlich in Schollen und Körner, die immer feiner werden und immer weniger färbbar erscheinen, bis sie völlig verschwinden. Die kernlosen Leukozyten sind um diese Zeit noch immer lebhaft beweglich und leben einige Zeit, um schließlich an Hunger zugrunde zu gehen. Sie verhalten sich ganz analog wie kernlose Merotomieprodukte, sind jedoch wenigstens zum Teil teilungsfähig.

---

[1]) Eine vorläufige Mitteilung über diese Versuche habe ich unter dem Titel »Nové pokusy o vyznamu jàdra v bunce« (Neue Vers. über die Bedeut. des Kernes in der Zelle in Revue, J. XV. 1918, veröffentlicht.

Wir müssen uns zum Bewußtsein bringen, daß die Leukozyten in meinem zitierten Versuche hungern, sie befinden sich ja in einem praktisch nährstoffreien Medium und es wirkt auf sie die (gegen die normalen 10—12° C, bei welchen die Frösche im Winter gehalten werden) beträchtlich erhöhte Temperatur, welche nach der RGT-Regel vant' Hoff-Arrhenius' ihre biochemischen Prozesse sehr beträchtlich steigert. Dies äußert sich in der gesteigerten Beweglichkeit der Leukozyten. Alle geformten Bestandteile der Zelle: Granula des Zytoplasma sowie der Kern verfallen der Morpholyse. Sowohl die Granula, wie der färbbare Anteil des Kernes bestehen morphologisch aus Chromatin. Das Chromatin verhält sich also bei meinem Hungerversuche wie ein Reservestoff. Weiterhin muß aus meinen Versuchen geschlossen werden, daß der Kern als morphologisches Gebilde an das Vorhandensein eines bestimmten Zustandes des Chromatins gebunden ist. Sobald der Hunger einzuwirken beginnt und das Chromatin angegriffen wird, verfällt die normale Struktur des Kernes. Er zerstäubt in eine Anzahl sukzessive schwindender Chromatinkörner. Die Linin- und Plastinstrukturen des Kernes sind Begleiterscheinungen, welche von den kausalen Faktoren des Chromatins indirekt mitbestimmt werden. Somit ist der Kern als morphologisches Gebilde (im entwicklungsmechanischen Sinne) als eine Anpassung an die zytoplasmatische Funktion der Chromatinbildung anzusehen.

Die Chromatinbildung aber hängt, wie ich verschiedentlich gezeigt habe, direkt von assimilativen Stoffwechselvorgängen ab[1]). Faßt man die durch Hungerung kernlos gewordenen Leukozyten noch im richtigen Augenblick und überträgt sie in ein Nährsubstrat (Peptonlösung), so kann man wenigstens bei einzelnen den Wiederaufbau des Kernes verfolgen. Vorerst bilden sich vereinzelte Chromatinkörner, die sich zu Schollen vereinigen, welche durch Differenzierung Plastin-

---

1) Im Arch. f. Entw.-Mech. Bd. 44, 1918, publizierte neuerdings O. Hartmann hochinteressante Untersuchungen über den Einfluß höherer Temperatur auf Größe und Beschaffenheit von Zelle und Kern, welche ich zum Teil aus früherer Erfahrung bestätigen kann und welche zu ähnlichen Schlußfolgerungen führen. Ich werde sie an einer anderen Stelle zur Diskussion bringen.

und Liningebilde entstehen lassen. Durch Vereinigung mehrerer derart differenzierter Schollen kommt es schließlich zur Bildung des Kernes.

Aus diesen Versuchen ergeben sich folgende Schlüsse mit Bezug auf unser Thema.

Wäre das Chromatin des Kernes Idiochromatin, d. h. Erbsubstanz, dann wäre es wohl kaum möglich, daß es im Hunger völlig schwinden würde ohne den sofortigen Tod und die gleichzeitige Morpholyse des Gesamtgebildes zu bewirken. Hängt ja doch sowohl die Form der Leukozyten, wie ihr Leben überhaupt direkt und unmittelbar von ihrer Erbsubstanz ab. Ein lebender Körper, der seiner Erbsubstanz verlustig würde, könnte unmöglich in seiner typischen Form, typischen Beweglichkeit, Teilungsfähigkeit, Assimilationsfähigkeit erhalten bleiben. Das alles bleibt aber bei den kernlos gewordenen Leukozyten (bis zu ihrem Tode) erhalten, so daß von einem Schwunde ihrer Erbsubstanz wohl nicht gesprochen werden kann.

Somit bleibt nur die eine Schlußfolgerung übrig, daß nämlich das Chromatin der Leukozytenkerne nicht mit deren Erbsubstanz identisch ist und daß somit der Kern als Sitz der Vererbungskräfte nicht angesehen werden kann.

Ich sehe diese Versuchsergebnisse als eklatanten Beweis an für die von Prenant (1911) auf Grund allgemeiner Erwägungen ausgesprochene Hypothese, daß die Idee der Erbsubstanz anthropo- oder vielmehr soziomorph sei und »daß man sie gut entbehren könne«.

Erwägt man aber, daß es das nach der Morpholyse des Kernes übriggebliebene Gesamtprotoplasma der Leukozyten ist, welches sich sowohl assimilations- wie bewegungs- und teilungsfähig erweist, welches bei rechtzeitig angefachter Nahrungsaufnahme das Chromatin und den Kern wieder zu bilden vermag — so werden wir nicht umhin können, zu folgern, daß es eben dieses Gesamtprotoplasma ist, welches als Sitz der Vererbungskräfte zu gelten hat[1]).

---

[1]) Ich erwarte die Rückkehr geordneter Verhältnisse, die es mir gestatten würden, die von mir an den Leukozyten angestellten Versuche an geeigneten Eiern von Seeorganismen (Echinodermen) zu wiederholen und mit Befruchtungs- und Parthenogenesisversuchen zu kombinieren.

V

Der Vorgang der Oberhautdifferenzierung ist in mehrerlei Beziehung charakteristisch.

1. Vor allem nehmen wir wahr, daß er in Etappen vor sich geht, welche im Verlaufe der Oberhautentwicklung erst gebildet werden und von welchen die vorhergehende stets den bestimmenden Faktor für die nachfolgende darstellt, genau so, wie dies Hertwigs biogenetische Theorie erfordert. Der die neue Spezifität bildende Faktor ist derselbe, welcher auch die Spezifität des Ausgangsstadiums gebildet hat: nämlich der Stoffwechsel.

Wie meine Versuche an Larven zeigen, besitzt ihre Oberhaut keine Potenz für die Bildung des Keratins; diese Potenz, welche auf der Ausbildung einer spezifischen morphochemischen Konstitution durch den Stoffwechsel beruht, entsteht erst im Laufe der Entwicklung.

Dieser Umstand wirft Licht auf gewisse Vorstellungen, welche für die Gesamtauffassung sowohl der ontogenetischen als auch der restitutiven Entwicklungsvorgänge wichtig sind. Die Theorien der eingangs zitierten Autoren setzen insgesamt voraus, daß das Ausgangsstadium der Entwicklung die Ursachen seiner Entwicklung insgesamt in sich enthält, ganz gleich, ob man diese Ursache als Erbsubstanz oder als prospektive (natürlich implizite) Potenz bezeichnet.

Auch O. Hertwig ist, obschon er behauptet, daß das Ei bloß die Organisation einer Zelle besitze, daß jedes Entwicklungsstadium seine Ursachen nur in dem vorhergehenden und den gleichzeitig wirkenden Außenfaktoren habe, zu der Ansicht gelangt, daß das Ei »vereinigt in sich die Hauptbedingungen, durch welche der spezifische oder artgemäße Verlauf und das Endergebnis des Prozesses in erster Linie schon voraus bestimmt wird« (Allg. Biol., S. 523), mit andern Worten, das Ei muß die Anlagen für die Bildung eines Organismus ganz bestimmter Art enthalten; »die Substanz der Anlagen muß etwas ungewöhnlich kompliziertes sein«; das Ei enthält für jedes einzelne Merkmal »eine angemessene Menge einzelner Anlagen«. »In der Gesamtheit der Anlagen ist der entwickelte Organismus gewissermaßen vorgebildet oder potentiell enthalten.« Die Anlagesubstanz oder die Erbsubstanz ist in den Kern eingeschlossen. Diese Ansichten bringen durch ihren ausgesprochenen Evolutionismus die ganze von Hertwig erbaute Konzeption als epigenetische Theorie zum Sturze.

Obschon Hertwig Nägeli darin begegnet, daß die komplizierte spezifische Struktur oder Organisation der Erbsubstanz auf mizellarem Gebiete zu suchen sei, so ist doch offenbar, daß die Gedankenkette, welche ihn dazu geführt hat, nicht zu Ende gedacht worden ist.

Es kann nicht bestritten werden, daß der Begriff der impliziten prospektiven Potenz oder der Erbsubstanz des Restitutionsortes sehr hypothetisch ist, wenn man, wie diese Begriffe erheischen, voraussetzt, daß dieser Ort wirklich alle Determinanten, Gene für die Entwicklung des Fehlenden, ja oft selbst noch mehr enthält, daß es mit allen impliziten Potenzen für diese Entwicklung begabt sei.

Ein Beweis dieser Behauptung kann nicht geliefert werden, denn — um ein konkretes Beispiel anzuführen — niemals bildet sich der entfernte Fuß aus dem Regenerationskegel mit einem Schlage, sondern der Kegel wächst und differenziert sich dabei allmählich in Etappen zum Fuße. Es handelt sich dabei also um eine Etappenfolge und nie kann behauptet werden, daß die folgende durch eine andere bestimmt werde, als durch die vorausgegangene unter gleichzeitiger Wirkung des Stoffwechsels und der Außenfaktoren und daß sich dasselbe Ganze entwickelt hätte, wenn irgendwelche Etappe zum Ausfall gekommen wäre.

Wenn man voraussetzt, daß das Ausgangsstadium der Entwicklung alle Potenzen für die Entwicklung des zu entwickelnden besitze, so scheint mir diese Behauptung derjenigen ähnlich, nach welcher die hoch oben im Gebirge losgegangene Lawine die implizite Potenz zur Tötung der Menschen, welche eine der voraussichtlichen Lawine im Wege gelegene Almhütte bewohnen, enthalten sollte. Eine derartige Behauptung würde nicht richtig sein. Die Tötung der Almbewohner war durch das herabgestürzte Mauerwerk und die Lage der Bewohner in der Hütte bestimmt, der Zusammensturz des Mauerwerks ist eine Resultante aus der Resistenz des Baues und der Wucht des Anpralls. Die letztere ist wiederum durch die Höhe des Falles, durch die Qualität des Schnees (trocken, wässerig, homogen, mit Steintrümmern durchmengt), durch die Qualität des von der Lawine durchlaufenen Weges, durch den Umstand, ob ihr Hindernisse im Wege gestanden haben, welche sie hätten abschwächen können usw., bestimmt.

Kurz es ist — um nach Erwägung dieses Vergleichs wieder zu unserem Thema zurückzukehren — ersichtlich, daß zwischen der impliziten prospektiven Potenz (Erbsubstanz) und der prospektiven Bedeutung (dem Entwickelten) noch eine Menge heterogener bestimmender Faktoren liegt, wenn es auch auf den ersten Blick den Anschein hat, als wenn die letzteren in der ersteren enthalten wären.

Nur in dem Falle könnte man mit gewissem Rechte die Redewendung benützen, daß die prospektive Potenz (Erbsubstanz) auch die prospektive Bedeutung (das Determinat) enthält, wenn die primäre Ursache die sekundären, (Durchlaufs-, Etappenursachen) selbst bilden würde. Die Lawine vermag das freilich nicht; aber der sich restituierende Organismus tut es. Freilich läßt sich dies aber weder aus der Hypothese von der Erbsubstanz deduzieren, weil die Erbsubstanz die Summe aller Gene des Entwickelten darstellt, noch auch aus der Hypothese von der impliziten prospektiven Potenz, welche gleichfalls alle Potenzen für die Entwicklung des Fertigen in sich faßt. Diese beiden Hypothesen sind im Grunde genommen evolutionistischen Inhaltes. Eine direkte Deduktion ist aber auf Grund meiner im dritten Absatze zitierten Beobachtungen möglich. Es genügt somit, wenn wir voraussetzen, daß das Ausgangsstadium die Möglichkeit zum Ablaufe der Folge aller Entwicklungsetappen, mit anderen Worten die Möglichkeit zur **Bildung** ihrer inneren Ursachen bietet. Dieser Standpunkt ist freilich rein epigenetisch. Die einzige vorauszusetzende Präformation beruht in der Voraussetzung der elementaren Funktionen eines spezifischen Protoplasmas.

Meine Versuche zeigen weiterhin, daß der Verlauf des morpho-chemischen Entwicklungsvorganges ultimal progressiv ist. Das bedeutet, daß er als einheitlicher Vorgang verläuft, obschon er aus Etappen besteht. Jeder Entwicklungs- und Restitutionsvorgang ist ein solches Geschehen. Er geht in der Weise vor sich, daß es nur einer Entwicklungserregung bedarf, um ihn automatisch bis zu seinem typischen Ende zu bringen, was freilich nur dann möglich ist, wenn gleichzeitig genügend viel Nährmaterial zur Erhaltung des Stoffwechsels vorhanden ist; je nach der Menge desselben kann der ganze Vorgang auf jedem beliebigen Stadium angehalten werden. Als Entwicklungserregung fungiert in jedem Falle die Steigerung des Stoffwechsels, welche, in einem Systeme von spezifischer morpho-chemischer Konstitution in Gang gesetzt, eine Reihe kausal verknüpfter physikalisch-chemischer Reaktionsketten auslöst, welche die Etappen der Entwicklung bilden. Die Entwicklung ist ohne Wachstum unmöglich und mit dem letzteren tritt auch die Differenzierung automatisch ein. Alle diese Merkmale charakterisieren die ultimal progressiven Geschehen.

Natürlich sind diese Geschehen nicht etwa mit solchen identisch, welche durch ein Gen einsinnig bestimmt werden, wie dem ersten Anscheine nach geschlossen werden könnte. Die Einsinnigkeit der Bestimmung, wie sie von Schaxel statuiert wird, ist ein viel zu präformistischer, evolutionistischer Begriff, welcher keineswegs allen Entwicklungsvorgängen entspricht und sogar die Möglichkeit restitutiver Vorgänge ausschließt, falls nicht wieder auf die, meiner Ansicht nach überwundenen Hypothesen Weismanns zurückgegangen werden soll. Sie erinnert auffallend an die Ansichten Mehnerts (1898), nach welchen jede Organogenese als selbständiger Wachstumsvorgang aufzufassen ist, der aus seinem bestimmten Wachstumszentrum ausgeht. Mehnert ist sich seines evolutionistischen Standpunktes vollkommen bewußt, Schaxel scheint sich dagegen nicht genug klar auszudrücken. Die Einsinnigkeit der Bestimmung einzelner Entwicklungsvorgänge würde jedoch die Entstehung der Linse des Tritonenauges durch Regeneration aus Iriszellen unmöglich machen, sie würde weiterhin überhaupt die Restitution des Entfernten aus einem somatischen Relikt unmöglich machen, weil die Bestimmung des letzteren infolge ihrer Einsinnigkeit durch die Entwicklung erschöpft werden mußte. Der Begriff der ultimal progressiven Vorgänge ist nicht derartig eingeschränkt. Durch die Entwicklungserregung wird die Wachstumsfähigkeit aktiviert, welche — falls der Stoffwechsel möglich ist — automatisch zu einer Reihe von Differentiationen führt, in welchen eine Etappe die andere bestimmt. Das solchermaßen zustande gekommene Ganze ist typisch — es hat das Ultimum der artgemäßen Entwicklungsprogression erreicht, schließt jedoch keineswegs die Möglichkeit einer weiteren, insbesondere restitutiven oder pathologischen Entwicklung aus, ohne das man es nötig hätte vorauszusetzen, daß die Dispositionen zu denselben in irgendwelcher Weise an dem betreffenden Orte schon vorhinein zugegen sind. Das Ultimum der Progression ist somit oft relativ.

Gerade so wie die ultimal progressiven Geschehen die Möglichkeit der Ausbildung der Ursachen aller Etappen einschließen, bilden sie auch die Ursachen zu ihrer eigenen Sistietung aus. Sie schreiben sich selbst die Grenze vor, indem alle Vorgänge des morphologischen Metabolismus, (welche demnach auch als ultimal progressive Geschehen aufzufassen sind), so lange vor sich gehen, bis *eine solche Behinderung der Assimilationsfähigkeit erreicht wird, welche das Wachstum sistiert*, d. h. bis sich im Protoplasma eine bestimmte Menge schwer angreifbarer, durch den Stoffumsatz gebildeter Stoffe (Formationen) anhäuft. *Die Verhinderung des Wachstums bedeutet jedoch in den ultimal progressiven Geschehen auch die Verhinderung der Differenzierung oder das Ende der Entwicklung.* Dieses Ende tritt gewöhnlich mit dem Alter ein, darum zeichnen sich junge Organismen, junge Teile gewöhnlich durch eine größere Restitutionskraft aus, aber gewisse Formen des Entwicklungsgeschehens sind selbst in alten Organismen noch möglich (z. B. pathologische Vorgänge). Bei einzelnen Organismenarten bewegt sich die Wachstumsfähigkeit freilich selbst in der Jugend in engen, wahrscheinlich durch eine besondere (morpho-chemische) Zusammensetzung des Protoplasmas diktierten Grenzen.

Deshalb bleibt, wenn einmal das Ultimum der Progression erreicht ist, keine Entwicklungsfähigkeit mehr zurück und wenn es dann zu einem Restitutionsvorgang kommt, muß die Entwicklungsfähigkeit *durch den Einfluß des Ganzen*, natürlich unter Mitwirkung der Außenreize *neu aktiviert werden.*

2. Nachdem uns nun der Restitutionsvorgang in seinem Verlauf und seiner Entstehung in kausaler Beziehung begreiflich geworden ist, stehen wir vor der weiteren Aufgabe, zu eruieren, ob sich in unserem Falle irgendwie der *Einfluß des Ganzen* kundgibt und ob es möglich ist, denselben mechanistisch zu formulieren.

Schaxel behauptet, daß die Harmonie des Organismus aus einzelnen einsinnig bestimmten Funktionen resultiert; um diese Behauptung begreiflich zu machen, müßte er eine Erklärung dafür geben, wie die Harmonie des Organismus auf das Ei übergeht, denn die Harmonie der beiden Gebilde ist identisch. Diese Erklärung blieb in den Ausführungen Schaxels aus. Weiterhin erklärt er nicht wie die Harmonie bei den Restitutionen erzielt wird und wie aus einer Reihe einsinnig bestimmter Funktionen die Harmonie des Ganzen zustande kommen soll.

Ob wir nun mit Spencer meinen, »daß die Gesamtkräfte des Körpers die Bildungsprozesse kontrollieren, welche in jedem einzelnen Teile stattfinden«, oder aber mit Naegeli den Schluß ziehen, daß sich der Restitutionsort so verhält, »als ob das Idioplasma genau wüßte, was in den übrigen Teilen der Pflanze vorgeht und was es tun muß, um die Integrität und die Lebensfähigkeit des Individuums wiederherzustellen«, — stets gelangen wir zu der Notwendigkeit, den Einfluß des Ganzen, seine Harmonie zu erklären.

Meiner Ansicht nach ist eine derartige Harmonie, eine derartige Einheitlichkeit, wie sie im lebenden Organismus vor die Augen tritt, nur dann möglich, wenn die Einzelvorgänge desselben die Harmonie in sich selber tragen. Anderenfalls würden sie etwa parallel nebeneinander, niemals jedoch mit gegenseitiger Rücksicht verlaufen.

Eben diese gegenseitige Rücksicht, die gegenseitige Regulabilität, welche alle Lebensvorgänge in jedem einzelnen lebendigen System kennzeichnet, die Einheitlichkeit und gleichzeitige gegenseitige Anpassungsfähigkeit zeigt, daß der wesentliche Faktor des Lebens doch zugleich auch ein ordnender Faktor ist. Die genannten Umstände zeigen jedoch weiterhin, daß die ordnende Tätigkeit das Wesen des Lebens ausmachen muß; alle seine Kundgebungen müssen von dieser ordnenden Wesenheit durchdrungen sein, sonst gäbe es keine Harmonie des komplizierten individuellen Ganzen. Offensichtlicherweise muß dieser Faktor alle Lebensprozesse beherrschen, deren Wesen bilden; nur solchermaßen könnte in die ultimal progressiven Einzelvorgänge gegenseitige Ordnung, Regulabilität gebracht werden. Nur solchermaßen wäre die Identität der Harmonie des Eies als auch des entwickelten Organismus begreiflich, nur auf dieser Basis wäre auch das Einklingen der restitutiven Entwicklung in die Harmonie des Ganzen verständlich.

Ist es aber möglich eine solche Tätigkeit mechanistisch zu formulieren? Sowohl Cl Bernard, als auch Driesch haben dies bestritten.

Wenden wir uns unserem Falle zu. Die Oberhaut des erwachsenen Tritons ist nur deshalb ein so aktives Gebilde, weil das Protoplasma ihrer Zellen während der Entwicklung eine morpho-chemische Konstitution ausgebildet hat, welche den Strom der Eiweißstoffe an sich zieht, ähnlich wie bei den Pflanzen die jüngsten wachsenden Teile den ernährenden Saftstrom an sich ziehen, die Nährstoffe den weniger aktiven Teilen entziehend, so daß sie selbst zugrunde gehen. Wie der Versuch mit den Larven zeigt, so ermöglicht diese Konstitution offenbar die Verhornung und dadurch auch die Häutung, welche den Restitutionsreiz bildet. Die Restitutionsfähigkeit ist durch die bestimmte morphochemische Konstitution des Protoplasmas der Zellen des Stratum germinativum bestimmt. Die Restitution geschieht in der typischen Weise, es wird die übliche Oberhaut gebildet. Daß aber die Epidermisation mit Rücksicht auf das Ganze und durch Einfluß desselben geschieht, geht daraus hervor, daß die Oberhaut eigentlich das einzige Organ des ganzen hungernden Tieres ist, welches dauernd weiterwächst, daß also der ganze Organismus schließlich zur Bildung der Oberhaut beiträgt; ganze Organsysteme (besonders die Rumpfmuskeln und das Verdauungssystem) fallen wenigstens zum Teil (weil sie teilweise auch den Ersatz des Substanzverbrauches anderer Organe, die jedoch selbst nicht wachsen, zu besorgen haben) den unersättlichen Affinitäten der morpho-chemischen Konstitution der Zellen des Stratum germinativum zum Opfer, welche bis zum letzten Lebensaugenblick erneuert werden. Man kann daher geradezu die Ansicht aussprechen, daß die Oberhaut auf Kosten des übrigen Organismus lebt, auf ihm vegetiert, parasitiert. Und zwar lebt sie so aus dem Grunde, weil das die bestimmte morpho-chemische Konstitution ihres Protoplasmas erfordert.

Man kann hier die gegenseitige Abhängigkeit des Lebens der Oberhaut von dem übrigen Ganzen des Organismus, jedoch auch den Einfluß, welchen die Oberhaut auf das Leben des Ganzen ausübt, deutlich beobachten. Diese Gegenseitigkeit bildet ihre Harmonie, die Koordination der beiden Tätigkeiten bildet in diesem Falle die Harmonie des Ganzen.

Diese Koordination entspricht Drieschs Äquifinalität, sie kann jedoch — wie aus dem Angeführten schon deutlich hervorgeht — mechanistisch ausgedrückt werden.

Denn die Harmonie der Oberhaut mit dem Ganzen und umgekehrt, wird durch die gegenseitigen Stoffwechselprozesse, also biochemische Vorgänge, bestimmt; die Koordination derselben wird aber durch die Artgemäßheit dieser Vorgänge verursacht. Dasjenige Moment also, welches die Artgemäßheit des Stoffwechsels aller Zellen eines bestimmten Organismus bestimmt, erscheint meiner Meinung nach als jenes vereinheitlichende Moment, welches den Begriff der Äquifinalität ausdrückt.

Daß die Artgemäßheit des Stoffwechsels die Koordination der biochemischen Vorgänge verursacht, wird durch die Unmöglichkeit, Teile artfremder Organismen (die Haut, um auf unser Beispiel Bezug zu nehmen, einbegriffen) dauernd aufeinander zu transplantieren u. a. ähnliche Erscheinungen bewiesen.

Daß die Artgemäßheit des Stoffwechsels dem Begriffe der Äquifinalität entspricht, ergibt sich aus dem Folgenden. Die Äquifinalität bestimmt nach Driesch die prospektive Potenz des Eies und des Restitutionsortes, die Entwicklung dieser beiden Gebilde ist als äquifinale Regulation aufzufassen. Ich glaube dieselbe Tatsache zum Ausdrucke zu bringen, wenn ich sage: das Ei entwickelt sich auf Grund artgemäßer biochemischer Vorgänge, denen sich dasselbe nicht zu entwinden vermag; deshalb ist auch der entwickelte Organismus artgemäß, jede seine Zelle ist artgemäß, seine biochemischen Vorgänge können gleichfalls nur artgemäß sein und deshalb ist auch das von ihm gebildete Ei in derselben Weise artgemäß. Die Artgemäßheit der morpho-chemischen Konstitution des Eies bestimmt somit seine prospektive Potenz und setzt auch die Folge und die Art der Entwicklungsetappen, durch welche die Artgemäßheit des entwickelten Organismus verwirklicht wird, fest.

Als Konsequenz ergibt sich hieraus, daß das die Artgemäßheit des Stoffwechsels bestimmende Moment auch bestimmen muß, welcher

Art Gewebe oder Organ sich restituieren soll, um das Fehlende zu ersetzen, denn auch die äußere Form des Organismus ist ein Werk der Artgemäßheit, desgleichen auch ihre Vervollständigung nach einer Ver-Verstümmelung oder Störung, da ja eine Restitution natürlich nur dort zustande kommt, wo die Fähigkeit dazu da ist.

Hertwig hat der Meinung Ausdruck verliehen, daß sich der Regenerationskegel deshalb in seinen Entwicklungspotenzen vom Ei unterscheide, weil er einen Teil des Ganzen bildet, während das Ei selbst ein Ganzes ist. Deshalb entwickle der Regenerationskegel durch den Einfluß des Ganzen nur den fehlenden Teil, das Ei dagegen das Ganze, weil es diesem Einflusse nicht unterliege. Meiner Meinung nach befinden sich jedoch sowohl das Ei, als auch der Regenerationskegel unter dem Einflusse der gleichen Wirkung, d. h. des die Artgemäßheit des Stoffwechsels bestimmenden Momentes und deshalb bildet das Ei das artgemäße Ganze, der Regenerationskegel den zum Ganzen fehlenden Teil.

Daß der Einfluß des Ganzen chemischen Charakter besitzt, zeigen sehr klar jene Fälle, in welchen bei Organismen, welche durch Restitutionsfähigkeit ausgezeichnet sind, dieselbe nicht zutage zu treten vermag; das ist besonders dann der Fall, wenn der Organismus gealtert ist oder wenn sich derselbe Restitutionsvorgang mehreremale hintereinander wiederholt hat. Solche Fälle kann weder die vitalistische Theorie, noch die Keimplasmatheorie erklären, weil sie von ihrem Prinzipe aus nicht verständlich zu machen vermögen, warum die Äquifinalität (Erbsubstanz) auf einmal zu wirken aufhört. Für meine Erklärung bieten dieselben jedoch kein Hindernis, im Gegenteil kann man von dem von mir vertretenen Prinzip spielend zur Verständnis derselben gelangen. Man braucht sich bloß die Grunderscheinung des morphologischen Metabolismus, die stetige Vermehrung der schwer angreifbaren Stoffe infolge der Stoffwechselprozesse nämlich, vor die Augen zu führen; wird der Stoffwechsel an irgendwelchem Orte des Organismus gesteigert, so erfolgt auch die erhöhte Bildung jener Stoffe. Wie wir an dem Beispiele der Oberhautzellen erkannt haben, so bewirkt eine derartige Anhäufung die allmähliche Herabsetzung des Stoffwechsels an diesem Orte, welche schließlich einen das Wachstum verhindernden

Grad erreicht. Ich habe (1917) diese Erscheinung als Protoplasmahysteresis bezeichnet. Als natürliche Erscheinung tritt dieses Ende und seine Konsequenzen, die Atrophien, in dem gealterten Organismus ein; seine Restitutionsfähigkeit bewegt sich aus diesem Grunde in stetig sinkender Linie.

Daß auch der nach wiederholter Restitution desselben Teiles eintretende Mangel der Restitutionsfähigkeit von derselben Ursache abzuleiten ist, brauche ich wohl nicht näher auszuführen. Versuche, welche ich in dieser Frage im Jahre 1915 und 1916 von Frl. Volejniková anstellen ließ, zeigen dies mit aller wünschenswerten Klarheit.

Nachdem die Restitutionsfähigkeit eines bestimmten Teiles durch dessen spezifische Struktur bestimmt wird, welche in die Artkonstitution eingeschlossen ist, so kann man in Fällen, in welchen die Restitutionsfähigkeit fehlt, in gewissem Sinne mit Hertwig von einem Überwiegen des Einflusses des Ganzen über die Teile sprechen.

Daß aber die chemischen Vorgänge überhaupt den Anforderungen, welche an das regulierende Prinzip gestellt werden müssen, zu genügen imstande sind, daran kann nicht gezweifelt werden. Da sie zweifellos das Wesen der einzelnen Lebensvorgänge bilden, sind sie, durch die Artgemäßheit verknüpft, tatsächlich imstande, mit gegenseitiger Ordnung vor sich zu gehen, denn diese Ordnung gehört ihrem innersten Wesen an; in chemischen Vorgängen geschieht alles mit gegenseitiger Rücksicht, darin liegt eben das Wesen dieser Vorgänge, die chemischen Affinitäten beruhen auf dieser Rücksicht.

Die Artgemäßheit der biochemischen Prozesse, dieses oberste organische Regulationsprinzip, wird bestimmt durch die spezifische morphochemische Struktur des Protoplasmas, welche dem Ei und allen Zellen des entwickelten Organismus gemeinsam ist; sie ist also ein morphochemischer Begriff.

Diese Struktur ist jedoch wiederum das Ergebnis biochemischer Vorgänge; sie ist auch nur durch sie imstande zu wirken. Die Biochemie muß somit auch Morphochemie sein. In dieser Schlußfolgerung ist auch die Lösung des Problems der morphologischen Assimilation von Roux enthalten. Darüber möchte ich mich jedoch an dieser Stelle nicht weiter verbreiten.

Die Artgemäßheit des Stoffwechsels wirkt selbstverständlich auch an dem Restitutionsort.

Der Charakter ihrer Wirkung ist unschwer festzustellen. Man braucht sich nur gewisse Bedingungen der Restitutionsvorgänge zum Bewußtsein zu bringen.

Es wurde bereits hervorgehoben, daß die Restitutionsfähigkeit eines bestimmten Teiles durch die spezifische morpho-chemische Konstitution, welche der Artkonstitution subsummiert ist, bestimmt wird. Wie bildet sich nun dieselbe aus?

Die in Restitution begriffene Stelle muß in erster Reihe Wachstumsfähigkeit besitzen. Diese Forderung kann nicht befremden und ist nicht unerfüllbar, selbst wenn man bedenkt, daß der Restitutionsvorgang von einer differenzierten Stelle ausgehen muß, welche als Teil eines fertigen Ganzen keine Wachstumsfähigkeit mehr zu erkennen gibt. Es liegen Versuche vor, nach welchen eine selbst sehr lange währende Behinderung des Wachstums die Wachstumsfähigkeit differenzierter Teile nicht beschädigt. Mendel, Osborne und Aron (1913) haben festgestellt, daß unzureichende oder mit nicht assimilierbarer Nahrung gefütterte Tiere ihr Wachstum einstellen, Beginnt man sie aber zu einer Zeit, in welcher die schwesterlichen Kontrolltiere bereits erwachsen sind und sogar schon Junge zur Welt gebracht haben, ausgiebig zu füttern, so holen sie dieselben in Gewicht und Wachstum rasch ein, obschon sie sich in einem Alter befinden, in welchem die Wachstumsfähigkeit bereits erloschen ist.

Als Ursache der Bewahrung der Wachstumsfähigkeit kann, wie aus meinen Versuchen hervorgeht, in dem zitierten Falle die ungenügende Nahrung bezeichnet werden, welche den Stoffwechsel herabgesetzt und dadurch auch die Protoplasmahysteresis hintanhält, wo nicht unmöglich macht.

Wenn aber eine solche Bewahrung der Wachstumsfähigkeit nicht möglich wäre, so könnte das Wachstum noch durch eine Entwicklungserregung ermöglicht werden. Als eine solche kann, meiner Ansicht nach, jeder Reiz gelten, welcher den Stoffwechsel steigert. Auch die Operationswunde stellt z. B. einen solchen Reiz vor; an der Wundfläche wird durch Vernichtung vieler Zellen eine bedeutende Menge von adäquaten

Nährstoffen frei, die von den unversehrten Nachbarzellen aufgenommen und assimiliert werden. Da diese Zellen auch von dem übrigen Körper aus ernährt werden, ist begreiflich, daß ihr Stoffwechsel gesteigert wird. Eine direkte Folge der Assimilationssteigerung bildet dann die Vermehrung.

Diese Assimilationsvorgänge können weiterhin nicht ohne Einfluß auf die Konstitution des Protoplasmas der neu entstehenden Zellen bleiben. Einerseits macht nämlich die Steigerung des Stoffwechsels die ganze Konstitution labiler (verjüngt sie), andererseits kommt es weiterhin sicherlich auch zu Vorgängen, welche denjenigen, die nach Abderhalden bei Immunisierungsprozessen zustande kommen, ähnlich sind. Die aus den zerfallenen Zellen verschiedener Art freigewordenen Stoffe bewirken sicherlich in Zellen, welche sie assimilieren, neue Reaktionen und die morpho-chemische Konstitution der neuen Zellen der Anlage zur Entwicklung des in Verlust geratenen erscheint daher als Kompromiß aus der Konstitution der früher an dieser Stelle gewesenen und der Konstitution der zurückgebliebenen Zellen selbstverständlich unter Mitwirkung der Außenfaktoren.

Es ist offenbar, daß meine Analyse des Restitutionsvorganges bis zu diesem Punkte derjenigen von Driesch ziemlich parallel verläuft. Auch Driesch ist (1909), wie schon erwähnt, zu der Überzeugung gelangt, daß »bei der Formbildung der Tiere und bei ihrer Restitution etwas in Frage kommen kann, das die Charakteristika eines spezifischen Materiales besitzt« (Restitutionsreiz S. 15).

Er meinte, daß sich die Spezifität des verloren gegangenen Teiles auf einen Vermittler überträgt, welcher erst die reagierenden Teile und zwar durch seine Spezifität und zugleich seine Ordnung erregt, »eben diese Ordnung muß der Vermittler übertragen können«. Der Restitutionsreiz scheint »individualisiert sein zu müssen; und individualisiert wird ihm entsprochen« (Restitutionsreiz S. 24).

Aber weiterhin gehen unsere Wege diametral auseinander.

Denn meiner Meinung nach ist der Stoffwechsel als dieser Vermittler anzusehen; indem derselbe das aus den zerfallenen Zellen des in Verlust geratenen Teiles stammende heterogene Material benützt, ist er auf Grund der Assimilationsvorgänge der zurückgebliebenen Zellen imstande, eine neue spezifische Struktur auszubilden, welche den weiteren Stoffumsatz dirigiert und denselben durch ihre Artgemäßheit ordnet. Es ist bei diesem Sachverhalte selbstverständlich, daß die neue Struktur regelmäßig dem Charakter des Ortes und seiner Umgebung entspricht und daß damit die Basis gegeben ist, um begreifen zu können, warum der Ersatz dem Verluste gleicht.

Demnach ist die Spezifität der morpho-chemischen-Struktur der Anlage der Restitutionsentwicklung ein Werk der unmittelbaren und überhaupt korrelierten Umgebung des Defektes und des Gesamtorganismus. Es ist somit selbstverständlich, daß auch entferntere Teile der Umgebung an diesem Vorgange teilnehmen können. So hat z. B. Kurz (1912) gezeigt, daß die Regeneration einer Extremität nicht möglich ist, wenn der zugehörige Teil des Rückgrates fehlt. Natürlich ist die Spezifität nicht in dem Stoffwechsel selbst enthalten, aber sie übergeht durch Vermittlung des letzteren auf den in Restitution begriffenen Ort, welcher mit ihrer Hilfe auf Grund gegenseitiger morpho-chemischer Reaktionen eine neue morpho-chemische Konstitution ausbildet.

Die Aktivierung der Entwicklungsfähigkeit bedeutet nach den eben zitierten Erörterungen zugleich Aktivierung der Wachstumsfähigkeit und Bildung der spezifischen morpho-chemischen Konstitution des Restitutionsortes, wobei äußere Reize, die unmittelbare Umgebung des Restitutionsortes durch Material und physikalische sowie physikalisch-chemische Reize und der Gesamtorganismus durch den Artstoffwechsel mitwirken.

Wenn der Stoffwechsel unfähig ist eine dem Charakter des Ortes entsprechende spezifische Struktur auszubilden, so ist damit der Anstoß zur Bildung einer Heteromorphose oder zum einfachen Wundschluß ohne jeden Restitutionsvorgang gegeben.

Und mehr als die Aktivierung der Entwicklungsfähigkeit ist meiner Überzeugung nach nicht notwendig, wenn es zum Ersatze des Verlustes kommen soll. Und zwar deshalb, weil — wie ich bereits angeführt habe — sämtliche Entwicklungsvorgänge, sei es ontogenetische, sei es restitutive, ultimal progressive Prozesse sind, welche automatisch bis an ihr Ende d. h. bis zur Erschöpfung der durch die ursprüngliche Ausgangskonstitution und den Stoffwechsel unter Mitwirkung der Außenfaktoren gegebenen Möglichkeiten spezifischer physikalisch-chemischer Reaktionsketten verlaufen. Von den Anlagen vieler komplexer Teile des Organismus wurde schon experimentell (durch Transplantation) festgestellt, daß sie sich durch Selbstdifferenzierung entwickeln, d. h., alle Ursachen ihrer Gestaltung scheinbar in sich selbst enthalten, kurz, daß sie sich nach dem Muster der ultimal-progressiven Vorgänge entwickeln.

Dem, was ich in diesem Absatze angeführt habe, entsprechend, ist es nicht notwendig zu schließen, daß die mechanistische Erklärung der Regulationen zur Annulierung des Regulationsproblems führt; die vitalistische Deutung ist, obwohl die Tatsache der Regulationsgeschehen weiter besteht, aus dem Grunde hinfällig, weil es möglich ist die Regulationen auf chemische Prozesse zurückzuführen, welche aus anorganischen Gesetzmäßigkeiten insofern begreiflich sind, als in ihnen die Ursache dem Effekte entspricht. Mit diesem Gedanken verträgt sich auch die Ansicht von Roux, daß die Regulationsfähigkeit den einzelnen Funktionen zukommt, sowie auch die Tatsache, daß das Regulationsprinzip vom Ganzen ausgeht; beides ist allein auf Grund des Stoffwechsels möglich.

Diese Deutung paßt freilich in erster Reihe auf jene Regulationsvorgänge, welche durch Entwicklungsprozesse verwirklicht werden, somit hauptsächlich auf die Regenerationen und vielleicht auf die Kompensationen; sie paßt jedoch nicht auf alle morphollaktischen Vorgänge. Bloß solche morphollaktische Vorgänge ließen sich in analoger Weise begreifen, bei welchen chemotaktische Einflüsse die Verlagerungen bewirken würden. Die übrigen Morphollaxen, denen auch die Verlagerung der Blastomeren des in Entwicklung begriffenen Eies, die Verschiebung des Inhaltes zentrifugierter Eier u. a. beigerechnet werden können, geschehen wohl durch rein physikalische (mechanische sensustrictiori) Bewirkungen, obschon selbst bei ihnen die Interkurrenz chemischer Prozesse nicht ausgeschlossen werden kann. Es liegt jedoch kein Grund zu der Annahme vor, daß diese Regulationsvorgänge nicht mechanistisch begreifbar wären; auf der anderen Seite werden sie durch eine rein physikalische Deutung aus der Kategorie der Regulationsgeschehen nicht ausgeschlossen.

3. Auf Grund des Angeführten sind wir nun imstande, das Verhältnis der Restitution zur Vererbung festzustellen, ja selbst zu einer allgemeinen Anschauung über das Wesen der Vererbung zu gelangen.

Weismann, Roux und Hertwig haben die Restitutionsfähigkeit durch Gegenwart der Erbsubstanz an dem Restitutionsorte erklärt. Die Auffassung der genannten Autoren ist insofern präformistisch, als die Erbsubstanz alle Merkmale des Entwickelten in Form von Genen enthalten soll, welche sich auf einen Reiz hin zu den Merkmalen entwickeln. Jeder Entwicklungs- und Restitutionsvorgang ist durch die Erbsubstanz bestimmt, sie stellt das Entwickelte und Restituierte in Nuce dar. Alle jene Autoren stellen sich vor, daß die Erbsubstanz lebendig und im Zellkern enthalten ist und durch Zellteilungen zur geeigneten Zeit an den geeigneten Ort geschoben wird. Die Ablösung jenes Teilchens der Erbsubstanz, welches an einem bestimmten Ort, zu einer bestimmten Zeit ihre Wirkung entfalten soll, wird durch die Außenreize, den Einfluß der Umgebung bewirkt. Wie die lebendigen Gene die Entstehung des Merkmals vollziehen sollten, wurde nicht erwogen, soviel jedoch erschien klar, daß das Gen als determinierender, der Außenreiz als realisierender Faktor aufzufassen sind. Aber bei der Restitution sollten die Außenfaktoren d. h. der Einfluß der Umgebung des Restitutionsortes, der Einfluß des Ganzen gleichfalls als Determinationsfaktoren fungieren, weil nur auf solche Weise der Ersatz des Verlustes zu begreifen war. Diese Doppelrolle des Reizes und Genes, welche abwechselnd den einen oder den anderen Faktor aktiv oder passiv macht, war schwer begreiflich, weil das Gen der Theorie nach doch die Morphogenese beherrschen soll, daher in jedem Falle aktiv sein müßte. Deshalb war es vielen willkommen, daß Drieschs Anschauungsweise eine einheitliche Auffassung dieser Vorgänge ermöglicht hat. Nach Driesch bestimmt die Entelechie äquifinal die implizite prospektive Potenz des Eies und entscheidet damit die Art der Entwicklung und Restitution des Teiles, denn die implizite prospektive Potenz enthält auch die prospektive Bedeutung. Zwar ist die prospektive Bedeutung Funktion der Lage des Teiles im Ganzen, aber die Lage im Ganzen wird eben durch die Äquifinalität vermittels der impliziten prospektiven Potenz bestimmt, welche die Entwicklung determiniert. Solchermaßen wäre sowohl die Entwicklung, als auch die Restitution in jedem beliebigen Teile begreiflich, weil die determinierende Rolle der durch die Äquifinalität bestimmten prospektiven Potenz zugefallen ist. Die Vererbung wird durch die Entelechie vertreten.

Da jedoch der Begriff der Entelechie naturwissenschaftlich nicht erfaßbar ist, so ergibt sich die Notwendigkeit, der Einheitlichkeit der Bestimmung, welche die Voraussetzung aller Regulationsvorgänge bildet, eine andere naturwissenschaftlich brauchbare Basis zu verleihen. Daß dies möglich ist, ergaben meine Versuche über den morphologischen Metabolismus. Den Versuch einer einheitlichen Lösung habe ich oben mitgeteilt.

Derselbe basiert auf der Erkenntnis, daß die spezifische morphochemische Konstitution, welche den Verlauf der morphogenen Prozesse bestimmt, durch morpho-chemische aus dem Stoffwechsel ableitbare Vorgänge gebildet wird.

Wie kann nun dieser Standpunkt auf das Verhältnis der Vererbung zur Restitution Anwendung finden?

Wenn wir behaupten, daß das Keimplasma oder die prospektive Potenz die Ursache des Verlustersatzes sind, so umschreiben wir in der Tat bloß die Tatsache, daß durch die Restitution das in Verlust Geratene gebildet wird, welches auch in der Entwicklung gebildet wurde, aber wir erklären nichts, weil wir nicht imstande sind, die Wirkung der angeführten evolutionistischen Kausalfaktoren aus ihrem eigenen Wesen heraus zu erklären.

Die Wirkung der Determinanten bleibt stets unbegreiflich, solange sie das unentwickelte Determinat, Teile, die durch sich selbst wirken (Weismann), darstellen sollen. Die Wirkung der Entelechie ist freilich geradeso unbegreiflich.

Ein Umstand ist somit offenbar: soll die Wirkung der »Erbsubstanz« begriffen werden, dürfen wir nicht bei der evolutionistischen Vorstellung derselben beharren, sondern müssen sie durch eine epigenetistische ersetzen. Vor allem dürfen wir also nicht bei den lebendigen Teilchen (Determinanten, Idioblasten usw.) stehen bleiben, sondern müssen weiter zu den Teilchen heruntergehen, welche dieselben zusammensetzen und bilden. Ja, bilden ist der richtige Ausdruck[1])! Das Lebendige kann jedoch ohne den Stoffwechsel nicht lebendig bleiben; es wird somit vom Stoffwechsel gebildet.

Und zwar wird es stetig von neuem gebildet. Nach Ablauf eines bestimmten Zeitintervalles ist keiner der umgesetzten Bestandteile mehr identisch mit denjenigen, welche die lebende Substanz in dem vorhergegangenen Zeitpunkt zusammengesetzt haben, alle wurden ausgewechselt, erneuert, so daß es keine Kontinuität der Substanz geben kann. Da aber der Stoffwechsel artgemäß spezifisch ist, was nur unter der Voraussetzung denkbar ist, daß er von einer bestimmten, aus den umgesetzten Elementen selbst bestehenden Struktur beherrscht wird, so muß postuliert werden, daß jene Elemente auf Grund ihrer primären Beziehungen selbst die Fähigkeit besitzen jene spezifische Struktur zu bilden. Warum diese spezifische Struktur bei verschiedenen Arten, ja selbst bei verschiedenen Individuen trotz der Identität der ausgewechselten Elemente verschieden ist, ist eine ungelöste, jedoch sicherlich nicht auf Grund der Gesetzmäßigkeiten der anorganischen Disziplinen unlösbare Frage. Stellt sie doch dasselbe Problem dar, welchem wir beim Studium der Artgemäßheit unbelebter Kristalle begegnen.

Die Wirkung der ausgewechselten Elemente ist somit nicht nur chemisch, sondern auch physikalisch-chemisch, morpho-chemisch. Wir finden also, daß die Wurzel der Morphologie in der Chemie, Stereochemie haftet.

Zugleich jedoch erkennen wir, daß auch die Wurzel der Vererbung in der Chemie haftet. Denn, in dem kontinuierlichen Strome, mit dem das Leben verglichen werden kann, ist, wie aus dem Angeführten hervorgeht, die Vererbung nur als die Fähigkeit der Elemente des Stoffwechsels die individuelle spezifische morpho-chemische Struktur des lebenden Körpers stetig zu erneuern, zu bezeichnen.

Diese Struktur bildet sich bei der Entstehung der Gameten, bei der Entwicklung des Organismus, im Verlaufe seiner Funktionen und

---

[1]) Auch Cl. Bernard hat ihn in diesem Sinne angewendet.

natürlich auch bei der Restitution. Deshalb sind alle diese Vorgänge durch die Vererbung »bestimmt«. Deshalb bildet die Artgemäßheit des Stoffwechsels das oberste Regulationsprinzip des Organismus.

Und hiermit hat auch die Frage, in welchen Beziehungen die Vererbung zu den Restitutionsvorgängen steht, ihre Lösung gefunden.

Demnach wären sowohl die Entwicklung, als auch die Restitution vollständig chemisch bestimmt, denn auch die physikalischen Determinationsfaktoren, welche während der Entwicklung zustande kommen, werden durch das Wachstum verwirklicht, welches wiederum chemisch (durch den Stoffwechsel) bestimmt wird.

Zu Schlüssen, welche den eben zitierten in gewisser Hinsicht ähneln, sind Naegeli mit seiner Lehre von der ununterbrochenen Generatio aequivoca der Mizellen und seinerzeit (1881) auch Roux gelangt. »Durch die Zurückführung erworbener Formänderungen auf chemische Änderungen und durch deren leichtere Übertragbarkeit auf den Samen und das Ei in dem chemischen Stoffwechsel — —« schreibt dieser Forscher, »wird das ‚Problem' der Vererbung als solches aufgehoben und die Erscheinung auf ein allgemeines Problem, das der Gestaltung aus chemischen Prozessen, welches die Grundlage der ganzen Biologie ist, zurückgeführt« (Kampf d. Teile 1881, S. 213).

Später aber ging er von diesem Standpunkt ab und zwar aus dem Grunde, weil »für die überaus komplizierten, typisch reproduzierten und vielfach aus denselben Geweben hergestellten Organe z. B. für die vielen typisch verschieden gestalteten und gelagerten Muskeln, Knochen des Körpers eine »physikalische« Struktur nötig ist, daß die Vererbungssubstanz in erster Linie eine typische, wenn auch unsichtbare »physikalische« Vererbungsstruktur haben muß — aber andererseits verschließt er sich nicht der Tatsache, daß »an der besonderen typisch ‚gestaltenden' Betätigung der physikalischen Struktur auch ‚chemische' Wirkungen einen wichtigen, also gleichfalls ‚typische Gestaltung' ‚determinierenden' Anteil haben« (Üb. die Verbg. von Variat. usw. 1913, S. 16), z. B. die Hormone; auch hält er an der Meinung fest, daß »nur vollkommen assimilationsfähige Keimplasmavariationen« vererbungsfähig sind (Ges. Abh. 1895, II, S. 62, »Entwicklungsmechanik« 1905, S. 108).

Einen mit dem meinigen etwa analogen Standpunkt nehmen in der Frage des Wesens der Vererbung Huppert (1896), Hamburger (1903), Giglio-Tos (1900—1910) und besonders Schepotieff (1910, 1913) ein. Aus Rouxs Erörterungen schloß Godlewski (1909), daß für jede Variation strukturelle Anlagen vorauszusetzen wären, welche assimilationsfähig sein müßten, um sich als vererbbar zu erweisen. Dem setzt er hinzu: »Es ist selbstverständlich, daß diese Ansichten der direkten experimentellen Untersuchung nicht zugänglich sind und mehr hypothetischen Charakter besitzen.«

Meine Versuche haben jedoch ergeben, daß die Assimilationsfähigkeit der »Potenzen« experimentell feststellbar ist. Weiterhin war ich bestrebt zu zeigen, daß die physikalische und chemische oder, wie ich, meiner Meinung nach, treffender, sage: morpho-chemische Struktur der »Erbsubstanz« einheitlich aufgefaßt werden muß und kann, sowie daß sie vollständig aus der Chemie zu begreifen ist und daß diese einheitliche Auffassung imstande ist, uns auch die Restitutionen und Regulationen vom mechanistischen Standpunkte aus begreiflich zu machen.

Vielleicht können bislang nicht alle Restitutionen von meinem Standpunkt aus speziell erklärt werden, aber mir handelte sich ja nicht um die Konstruierung einer allgemeinen Theorie der Restitutionen. Ein solches Vorgehen würde noch vorzeitig sein, und zwar so lange, als uns der biochemische Mechanismus der Regulationen zum größten Teile unbekannt ist. Es war bloß meine Absicht, darauf aufmerksam zu machen, daß in meinem konkreten Falle und in einigen anderen Fällen die mechanistische Erklärung völlig zutreffend ist. Ist dies aber auch nur in einem einzigen Falle, so kann die vitalistische Theorie, selbst wenn man von ihrer Unfruchtbarkeit absieht, nicht mehr als die einzig mögliche angesehen werden.

Nachtrag.

Der von mir eingenommene Standpunkt gestattet auch, die Ansichten von Hertwig, daß die Restitutionsfähigkeit eine elementare Eigenschaft des Protoplasmas, und von Roux, daß sie Eigenschaft der einzelnen Elementarfunktionen der lebenden Substanz sei, zu verbinden, weil ja der arteigene Stoffwechsel sowohl zum Leben des Protoplasmas überhaupt, als auch zur Kundgebung seiner Elementarfunktionen unbedingt nötig ist. Eben die artgemäße Koordination der einzelnen Funktionen macht das Leben aus.

Was die Behauptung Weismanns betrifft, daß die Restitutionsfähigkeit durch Selektion auf Grund der Verwundbarkeit entstanden sei, so wird dieselbe durch meine Versuche vollkommen widerlegt. Es ist unzweifelhaft, daß die Verwundbarkeit der Tritonenlarven viel größer ist als die der erwachsenen Tiere, die Regenerationsfähigkeit (im Sinne der Häutung) besitzen jedoch bloß die letzteren. Die Restitutionsfähigkeit konnte auch aus dem Grunde nicht durch Selektion entstehen, weil sie auf dem Wachstum beruht. Denn das Wachstum ist, als Funktion der Assimilation, eine elementare Eigenschaft des Protoplasma. Nachdem sich viele Restitutionsvorgänge als Erscheinungen des morphologischen Metabolismus des Protoplasmas, dessen elementaren Charakter ich (1906) bewiesen habe, erweisen, so bildet dieser Umstand einen Grund mehr für die Behauptung, daß die Restitutionsfähigkeit nicht erst durch die Selektion erworben worden ist.

Literatur.

Aron, Biochemie d. Wachstums. Jena. Fischer 1913.
Child, Arch. f. Entw.-Mech. Bd. 11, 1901; Bd. 13, 1902; Bd. 20, 1905.
Driesch, Die organischen Regulationen. Engelmann, Leipzig. 1901.
— Der Restitutionsreiz. Roux' Vortr. u. Abh. Engelmann, Leipzig. 1909.
— Philosophie d. Organischen. Engelmann, Leipzig. 1909.
Godlewski, Das Vererbungsproblem usw. Roux' Vortr. u. Abh. Engelmann, Leipzig. 1909.
Haecker, Allg. Vererbungslehre. Vieweg, Braunschweig. 1911, S. 143.
O. Hertwig, Allg. Biologie, Jena, Fischer. 3. Aufl. 1909. S. 610—618.
— Kampf um die Kernfragen d. Entwicklg.- u. Vererbungslehre. Jena, Fischer. 1909.
— Das Werden der Organismen. Jena, Fischer. 1916.
Klebs, Willkürliche Entwicklungsänderungen bei Pflanzen. Jena, Fischer. 1903.
— Biol. Zentralblatt. Bd. 24. 1904.
Mehnert, Biomechanik. Jena, Fischer. 1898.
Mendel, Osborne, Ferry, The role of gliadin in nutrition. Journ. of biol. Chem. 12.
Morgan, Regeneration. New-York. 1901.
Naegeli, Mechan. physiol. Theorie d. Abstammungslehre. München-Leipzig. 1884.
Przibram, Experimentalzoologie 2. Regeneration. Deuticke, Wien-Leipzig. 1909.
Roux, Der Kampf d. Teile im Organismus. Leipzig. 1881. Bis 1895 alles auch in den Gesam. Abhandl. Bd. 1 u. 2.
— Beitrag I zur Entwicklungsmechanik der Embryo. 1885.
— a) Über die Spezifikation der Furchungszellen usw. Biol. Zentralblatt Bd. 13, 1893, S. 612, 615, 621.
— b) Über Mosaikarbeit und neuere Entwicklungshypothesen. Anatom. Hefte von Merkel. 1893, S. 293, 302.
— Gesammelte Abhandlungen über Entwicklungsmechanik. Leipzig. 1895. Bd. 1 u. 2.
— Über die Selbstregulation der Lebewesen. Arch. f. Entw.-Mech 13. 1902.
— Die Entwicklungsmechanik. Vortrag. Engelmann, Leipzig. 1905.
— Terminologie d. Entwicklungsmechanik. Leipzig. 1912.
— Über die bei der Vererbung von Variationen anzunehmenden Vorg. Rouxs Vortr. u. Aufs. Leipzig. 1913.
— Die Selbstregulation. Nova Acta d. K. Leop. Carol. D. Akad. d. Naturw. C. 2. 1914.

Roux, Das Wesen des Lebens in: Die Kultur der Gegenwart. Band: Allg. Biol. 1915.

Růžička, Nárys učení o dědičnosti I. (Grundr. d. Vererbungslehre I.) Prag, Hynek. 1914 (böhm.).

— Die Frage der kernlosen Organismen und die Notwendigkeit des Kernes zum Bestehen des Zellenlebens. Biol. C. 1907.

— Depressionszustände und Regulationsvorgänge bei d. *Bact. anthracis*. Arch. f. Protistenkunde Bd. 10. 1907.

— Die Bakterien und das Vererbungsproblem. Arch. f. Entw.-Mech. Bd. 26. 1908.

— Die Cytologie der sporenbildenden Bakterien usw. C. f. Bakteriol. II. Bd. 23. 1909.

— Über Erbsubstanz und Vererbungsmechanik. Z. f. allg. Physiol. Bd. 10. 1909.

— Der morphologische Metabolismus des lebenden Protoplasmas. Arch. f. Entw.-Mech. Bd. 21. 1906.

— Kausal-analyt. Unters. über die Herkunft des Chromatins. I. Vers. über die Herkunft des Bakterienchromatins. Arch. f. Entw.-Mech. Bd. 42. 1917 (Vorl. Mitt. im C. f. Bakter. II. Bd. 41. 1914).

— Beschleunigung der Häutung durch Hunger. Ibid. Bd. 42. 1917.

— Restituce a dědičnost. Revue. 1916.

— Nové pokusy o významu jádra v buňce. Revue. 1918.

Sachs, Vorles. über Pflanzenphysiologie. Leipzig. 1882.

Schaxel, Die Leistungen der Zellen bei d. Entwicklung der Metazoën. Jena, Fischer. 1915. (Siehe hierzu auch Růžičkas Besprechung dieser Schrift im Arch. f. Entw.-Mech. Bd. 42. 1917.)

Schepotieff, Izsledovanija nad nizšimi organismami. S. Petersburg. Staslujev. 1910.

— Die biochem. Grundlagen der Evolution. Erg. u. Fortschr. der Zoologie. IV. 1913.

Weismann, Das Keimplasma. Jena, Fischer. 1892.

— Vorles. über Deszendenztheorie. Jena, Fischer. III. Aufl. 1913. II. Teil. S. 1—31.